中医临证必读经典白话解

医学三字经白话解

YIXUESANZIJING BAIHUAJIE

原著　清·陈修园

注解　蒋　燕

中国中医药出版社

·北京·

图书在版编目（CIP）数据

医学三字经白话解 / （清）陈修园原著；蒋燕注解. —北京：中国中医药出版社，2013.5（2023.4重印）
（中医临证必读经典白话解）
ISBN 978-7-5132-1405-6

Ⅰ. ①医… Ⅱ. ①陈… ②蒋 Ⅲ. ①中医学—临床医学 ②《医学三字经》—译文 Ⅳ. ①R24

中国版本图书馆CIP数据核字（2013）第067742号

中 国 中 医 药 出 版 社 出 版
北京经济技术开发区科创十三街31号院二区8号楼
邮政编码 100176
传真 010-64405721
三河市同力彩印有限公司印刷
各地新华书店经销

*

开本 787mm×1092mm 1/32 印张 9 字数 125 千字
2013年5月第1版 2023年4月第6次印刷
书 号 ISBN 978-7-5132-1405-6

*

定价 29.00 元
网址 www.cptcm.com

如有印装质量问题请与本社出版部调换（010–64405510）

服务热线 010-64405510
购书热线 010-89535836
微商城网址 https://kdt.im/LIdUGr
官方微博 http://e.weibo.com/cptcm

中医临证必读经典白话解

丛书编委会

总主编 郭霞珍

编　委（按姓氏笔画排序）

王　彤 王光凯 王志飞 王洪鹏
邓小峰 甘秀伦 叶金竹 史楠楠
朱晓娟 刘　絮 刘兴仁 刘晓燕
闫桢圆 许筱颖 严雪梅 李建军
李晓君 张保春 张明泉 张皞珺
赵　雁 袁卫玲 徐　颖 郭学军
郭霞珍 常　久 常立果 蒋　燕
韩俊阁 谭　方 谭　程

内容提要

本书为“中医临证必读经典白话解”丛书之《医学三字经》分册，全书按原著者陈修园的编排法以病证分门别类，共 24 部分。每一部分按照原文、白话、药方三个层次分别论述介绍。特点是：尊重原著、照章引述；提要注释，白话解读；古代药方原样附录。书末另有历代量衡对照换算表。本书内容全面，通俗易懂，易记好学。适于中医院校学生、临床中医师、西学中医师和中医爱好者阅读参考。

前　言

历史的绵延，知识的积累，科技的发展，大量中医药书籍的刊行，不仅推动了中医药理论体系的发展与不断完善，并且也建立与形成了中医药的知识宝库。中医药书籍中蕴藏着历代医家大量的临证经验和丰富的理论知识，为中医药理论体系的形成和发展，为从事中医药行业专业人才的培养与成长，为疾病的诊断、治疗与预防，奠定了坚实的理论与实践基础，是我们取之不尽，用之不竭的知识源泉。

医学专业是与人体生命直接相连的学科，中医药学的实践性更接近人们的生活。中医药书籍除了从事医学专业的人员需要学习外，也有很多普通读者因想了解中医药知识而阅读相关书籍。为此，我们从诸多的古医籍中选择了一部分直接贴近中医专业临床应用的著作，对其做了一些必要的注释和分析。为了便于读者的阅读理解，在编写整理时，对难字加了【注释】，大部分书附有【白话解】，同时配以经文分析，列为【解析】，并以小丛书的形式，单独成册刊行，以飨读者。在整理与分析过程中，我们体会到有些书籍因历史久远，所包含的内容十分丰富，有些知识我们的理解也不一定准确，望读者给予指正，为中医药事业的深入发展贡献一份力量。

期望本丛书的出版能有助于中医人才的成长，也希望读者多多提出宝贵意见，以便我们更好地为读者服务。

北京中医药大学 郭霞珍

2013.3

编写说明

《医学三字经》是清代大医学家陈修园先生所著医学启蒙之作，以《内经》、仲景之书为根本，言简意赅，通俗而不离经旨。由此入门习医，可以不入歧途。此书不仅初学者必读，而且应该是诊家必备，要时时研习。

本书为“中医临证必读白话解”丛书之一。全书按原著者陈修园的编排法以病证分门别类，共有24部分。为了背诵方便，特分成上下两篇。上篇只录原文，下篇为对全文的解读，每一部分按照原文、白话、药方三个层次分别论述介绍。特点是：尊重原著，照章引述；提要注释，白话解读，古代药方原样附录。书末另有历代量衡对照换算，本书理论丰富，内容全面，通俗易懂，易记好学；适于中医院校学生、临床中医师、西学中医师和中医爱好者阅读参考。

关于《医学三字经》的附方部分，本着方便

读者检索的原则，特做了如下处理：

1．对原著附方的次序进行了适当调整，除个别方剂外，一般均按方子出现的先后次序排列，重复方剂多见前不见后。

2．对原文和白话解中所提及的方剂，一般都在附方中做了简要介绍(包括主治、药物组成、剂量、煎服法等)。对原著中提及而在原附方中未列出的方剂做了必要的增补，以便于读者学习参考。

3．《医学三字经》一书方剂所用分量，大部分已是清代的标准，可直接折合成现在使用的克，但书中仍有部分方剂是汉、唐等朝代的剂量，为了既方便读者又能保持原貌，我们在附方后特别列出了历代量衡与秤的对照表，以便在使用时换算。

编者

2013 年 3 月

目录

医学三字经

一、医学源流 / 002
二、中风 / 003
三、虚劳 / 003
四、咳嗽 / 004
五、疟疾 / 004
六、痢证 / 005
七、心腹痛、胸痹 / 006
八、隔食反胃 / 006
九、气喘 / 007
十、血证 / 007
十一、水肿 / 008
十二、胀满、蛊胀 / 008
十三、暑证 / 009
十四、泄泻 / 009
十五、眩晕 / 010
十六、呕、哕、吐（附呃逆） / 010
十七、癫、狂、痫 / 011
十八、五淋、癃闭、赤白浊、遗精 / 011
十九、疝气 / 012
二十、痰饮 / 013
二十一、消渴 / 013
二十二、伤寒、瘟疫 / 014
二十三、妇人经产杂病 / 015
二十四、小儿 / 016

医学三字经白话解

一、医学源流 / 018
二、中风 / 043
三、虚劳 / 057
四、咳嗽 / 068
五、疟疾 / 077
六、痢证 / 085
七、心腹痛、胸痹 / 091
八、隔食反胃 / 106
九、气喘 / 114
十、血证 / 123
十一、水肿 / 132
十二、胀满、蛊胀 / 141
十三、暑证 / 146
十四、泄泻 / 154
十五、眩晕 / 159
十六、呕、哕、吐（附呃逆） / 165
十七、癫、狂、痫 / 171
十八、五淋、癃闭、赤白浊、遗精 / 179
十九、疝气 / 191
二十、痰饮 / 195
二十一、消渴 / 210
二十二、伤寒、瘟疫 / 217
二十三、妇人经产杂病 / 236
二十四、小儿 / 258

附录一
敷药拔风害人说 / 269
附录二
历代量衡与秤的对照表 / 271

医学三字经小引

童子入学，塾师先授以《三字经》，欲其便诵也，识途也。学医之始，未定先授何书，如大海茫茫，错认半字罗经，便入牛鬼蛇神之域，余所以有《三字经》之刻也。前曾托名叶天士，取时俗所推崇者，以投时好。然书中之奥旨，悉本圣经，经明而专家之伎可废。谢退谷于注韩书室得缮本，惠书千余言，属归本名，幸有同志。今付梓而从其说，而仍名经而不以为僭者，采集经文，还之先圣，海内诸君子，可因此一字而共知所遵，且可因此一字而不病余之作。

嘉庆九年岁次甲子人日陈念祖自题于南雅堂

医学三字经

一、医学源流

医之始，本岐黄
灵枢作，素问详
难经出，更洋洋
越汉季，有南阳
六经辨，圣道彰
伤寒著，金匮藏
垂方法，立津梁
李唐后，有千金
外台继，重医林
后作者，渐浸淫
红紫色，郑卫音
迨东垣，重脾胃
温燥行，升清气
虽未醇，亦足贵
若河间，专主火
遵之经，断自我
一二方，奇而妥

丹溪出，罕与俦
阴宜补，阳勿浮
杂病法，四字求
若子和，主攻破
中病良，勿太过
四大家，声名噪
必读书，错名号
明以后，须酌量
详而备，王肯堂
薛氏按，说骑墙
士材说，守其常
景岳出，著新方
石顽续，温补乡
献可论，合二张
诊脉法，濒湖昂
数子者，各一长
揆诸古，亦荒唐

长沙室，尚彷徨　　大作者，推钱塘
唯韵伯，能宪章　　取法上，得慈航
徐尤著，本喻昌

二、中风

人百病，首中风　　火气痰，三子备
骤然得，八方通　　不为中，名为类
闭与脱，大不同　　合而言，小家伎
开邪闭，续命雄　　瘖㖞斜，昏仆地
固气脱，参附功　　急救先，柔润次
顾其名，思其义　　填窍方，宗金匮
若舍风，非其治

三、虚劳

虚劳病，从何起　　归脾汤，二阳旨
七情伤，上损是　　下损由，房帏迩

伤元阳，亏肾水
肾水亏，六味拟
元阳伤，八味使
各医书，伎止此
甘药调，回生理
建中汤，金匮轨
薯蓣丸，风气弭
䗪虫丸，干血已
二神方，能起死

四、咳嗽

气上呛，咳嗽生
肺最重，胃非轻
肺如钟，撞则鸣
风寒入，外撞鸣
劳损积，内撞鸣
谁治外，六安行
谁治内，虚劳程
夹水气，小龙平
兼郁火，小柴清
姜细味，一齐烹
长沙法，细而精

五、疟疾

疟为病，属少阳
寒与热，若回翔

日一发，亦无伤
三日作，势猖狂
治之法，小柴方
热偏盛，加清凉
寒偏重，加桂姜
邪气盛，去参良
常山入，力倍强
大虚者，独参汤
单寒牝，理中匡
单热瘅，白虎详
法外法，辨微茫
消阴翳，制阳光
太仆注，慎勿忘

六、痢证

湿热伤，赤白痢
热胜湿，赤痢渍
湿胜热，白痢坠
调行箴，须切记
芍药汤，热盛饵
平胃加，寒湿试
热不休，死不治
痢门方，皆所忌
桂葛投，鼓邪出
外疏通，内畅遂
嘉言书，独得秘
寓意存，补金匮

七、心腹痛、胸痹

心胃疼，有九种
辨虚实，明轻重
痛不通，气血壅
通不痛，调和奉
一虫痛，乌梅圆
二注痛，苏合研
三气痛，香苏专
四血痛，失笑先
五悸痛，妙香诠
六食痛，平胃煎
七饮痛，二陈咽
八冷痛，理中全
九热痛，金铃痊
腹中痛，照诸篇
金匮法，可回天
诸方论，要拳拳
又胸痹，非偶然
薤白酒，妙转旋
虚寒者，建中填

八、隔食反胃

隔食病，津液干
胃脘闭，谷食难
时贤法，左归餐
胃阴展，贲门宽

启膈饮，理一般
朝暮吐，分别看
推至理，冲脉干
乏火化，属虚寒
大半夏，加蜜安
吴萸饮，独附丸
金匮秘，仔细看
六君类，俱神丹
若反胃，实可叹

九、气喘

喘促证，治分门
桂苓类，肾气论
鲁莽辈，只贞元
平冲逆，泄奔豚
阴霾盛，龙雷奔
真武剂，治其源
实喘者，痰饮援
金水母，主诸坤
葶苈饮，十枣汤
六君子，妙难言
青龙辈，撤其藩
他标剂，忘本根
虚喘者，补而温

十、血证

血之道，化中焦
本冲任，中溉浇

温肌腠，外逍遥　　温摄法，理中超
六淫逼，经道摇　　凉泻法，令瘀销
宜表散，麻芍条　　赤豆散，下血标
七情病，溢如潮　　若黄土，实翘翘
引导法，草姜调　　一切血，此方饶

十一、水肿

水肿病，有阴阳　　知虚肿，参术良
便清利，阴水殃　　兼喘促，真武汤
便短缩，阳水伤　　从俗好，别低昂
五皮饮，元化方　　五水辨，金匮详
阳水盛，加通防　　补天手，十二方
阴水盛，加桂姜　　肩斯道，勿炎凉
知实肿，萝枳商

十二、胀满、蛊胀

胀为病，辨实虚　　气骤滞，七气疏

满拒按，七物祛　　参竺典，大地舆
胀闭痛，三物锄　　单腹胀，实难除
若虚胀，且踌躇　　山风卦，指南车
中央健，四旁如　　易中旨，费居诸

十三、暑证

伤暑证，动静商　　生脉散，久服康
动而得，热为殃　　东垣法，防气伤
六一散，白虎汤　　杂说起，道弗彰
静而得，起贪凉　　若精蕴，祖仲师
恶寒象，热逾常　　太阳病，旨在兹
心烦辨，切莫忘　　经脉辨，标本歧
香薷饮，有专长　　临证辨，法外思
大顺散，从症方　　方两出，大神奇

十四、泄泻

湿气胜，五泄成　　胃苓散，厥功宏

湿而冷，萸附行
湿而热，连芩程
湿夹积，曲楂迎
虚兼湿，参附苓
脾肾泻，近天明
四神服，勿纷更
恒法外，内经精
肠脏说，得其情
泻心类，特丁宁

十五、眩晕

眩晕证，皆属肝
肝风木，相火干
风火动，两动抟
头旋转，眼纷繁
虚痰火，各分观
究其旨，总一般
痰火亢，大黄安
上虚甚，鹿茸餐
欲下取，求其端
左归饮，正元丹

十六、呕、哕、吐（附呃逆）

呕吐哕，皆属胃
二陈加，时医贵
玉函经，难仿佛
小柴胡，少阳谓

吴茱萸，平酸味　　食不入，火堪畏
食已吐，胃热沸　　黄连汤，为经纬
黄草汤，下其气　　若呃逆，代赭汇

十七、癫、狂、痫

重阳狂，重阴癫　　痰积痼，丹矾穿
静阴象，动阳宣　　三证本，厥阴愆
狂多实，痰宜蠲　　体用变，标本迁
癫虚发，石补天　　伏所主，所因先
忽搐搦，痫病然　　收散互，逆从连
五畜状，吐痰涎　　和中气，妙转旋
有生病，历岁年　　悟到此，治立痊
火气亢，芦荟平

十八、五淋、癃闭、赤白浊、遗精

五淋病，皆热结　　膏石劳，气与血

五淋汤，是秘诀
败精淋，加味啜
外冷淋，肾气咽
点滴无，名癃闭
气道调，江河决
上窍通，下窍泄
外窍开，水源凿
分利多，医便错
浊又殊，窍道别
前饮投，精愈涸
肾套谈，理脾恪
分清饮，佐黄柏
心肾方，随补缀
若遗精，另有设
有梦遗，龙胆折
无梦遗，十全设
坎离交，亦不切

十九、疝气

疝任病，归厥阴
寒筋水，气血寻
狐出入，癞顽麻
专治气，景岳箴
五苓散，加减斟
茴香料，著医林
痛不已，须洗淋

二十、痰饮

痰饮源，水气作　　温药和，博返约
燥湿分，治痰略　　阴霾除，阳光灼
四饮名，宜斟酌　　滋润流，时医错
参五脏，细量度　　真武汤，水归壑
补和攻，视强弱　　白散方，窥秘钥
十六方，各凿凿

二十一、消渴

消渴证，津液干　　少阴病，肾气寒
七味饮，一服安　　厥阴病，乌梅丸
金匮法，别三般　　变通妙，燥热餐
二阳病，治多端

二十二、伤寒、瘟疫

伤寒病，极变迁　　规矩废，甚于今
六经法，有真传　　二陈尚，九味寻
头项病，太阳编　　香苏外，平胃临
胃家实，阳明编　　汗源涸，耗真阴
眩苦呕，少阳编　　邪传遍，病日深
吐利痛，太阴编　　目击者，实痛心
但欲寐，少阴编　　医医法，脑后针
吐蛔渴，厥阴编　　若瘟疫，治相侔
长沙论，叹高坚　　通圣散，两解求
存津液，是真诠　　六法备，汗为尤
汗吐下，温清悬　　达原饮，昧其由
补贵当，方而圆　　司命者，勿逐流

二十三、妇人经产杂病

妇人病，四物良
月信准，体自康
渐早至，药宜凉
渐迟至，重桂姜
错杂至，气血伤
归脾法，主二阳
兼郁结，逍遥长
种子者，即此详
经闭塞，禁地黄
孕三月，六君尝
安胎法，寒热商
难产者，保生方
开交骨，归芎乡
血大下，补血汤
脚小趾，艾火炀
胎衣阻，失笑匡

产后病，生化将
合诸说，俱平常
资顾问，亦勿忘
精而密，长沙室
妊娠篇，丸散七
桂枝汤，列第一
附半姜，功超轶
内十方，皆法律
产后篇，有神术
小柴胡，首特笔
竹叶汤，风痉疾
阳旦汤，功与匹
腹痛条，须详悉
羊肉汤，疞痛谧
痛满烦，求枳实
著脐痛，下瘀吉

痛而烦，里热窒
攻凉施，毋固必
杂病门，还熟读
二十方，效俱速
随证详，难悉录
唯温经，带下服
甘麦汤，脏躁服
药到咽，效可卜
道中人，须造福

二十四、小儿

小儿病，多伤寒
稚阳体，邪易干
凡发热，太阳观
热未已，变多端
太阳外，仔细看
遵法治，危而安
若吐泻，求太阴
吐泻甚，变风淫
慢脾说，即此寻
阴阳证，二太擒
千古秘，理蕴深
即痘疹，此传心
谁同志，度金针

医学三字经白话解

一、医学源流

【原文】

医之始，本岐黄。黄，黄帝也；岐，岐伯也。君臣问答，以明经络、脏腑、运气、治疗之原，所以为医之祖。虽《神农本经》在黄帝之前，而神明用药之理，仍始于《内经》也。

灵枢作，素问详。《灵枢》九卷，《素问》九卷，通谓之《内经》。《汉书·艺文志》载《黄帝内经十八篇》是也。医门此书，即业儒之五经也。

【提要】本段认为中医学现存最早的经典著作是《黄帝内经》，它是中医学形成的标志性著作，是中医学的本源。《黄帝内经》比较全面地论述了中医学的基本理论、理论原则和学术思想，构建了中医学理论体系的框架，为中医学的发展奠定了基础。

【白话解】中医学现存最早的经典著作《黄帝内经》，是以黄帝与岐伯君臣问答对话的形式写成。《黄帝内经》包括《素问》和《灵枢》两部分。原书各 9 卷，每卷 9 篇，各为 81 篇，合计 162 篇。《黄帝内经》运用阴阳五行学说，全面地论述了人与自然的关系、人的生理病理、辨证、治疗以及预防、养生等多方面的内容，为中医学理论的形成奠定了基础，“其书后世宗之，以为医家之祖”。

【解析】《黄帝内经》的成书年代和作者历代就有争议，有人认为成书于春秋战国时期，有人说是秦汉之际所作，还有人说是成书于东汉甚或魏、晋、南北朝时期。目前比较公认的看法是：《黄帝内经》并非一时一人之手笔，大约成书于战国至秦汉时期，经过许多医家搜集、整理、综合而成，其中甚至包括后世医家如东汉及至隋唐时期某些医家的修订和补充。正如《四库全书简明目录》介绍《黄帝内经》时所说：“其书云出上古，固未必然，然亦周、秦间人传述旧闻，著之竹帛。”此说基本上是正确的。

关于《黄帝内经》前的更原始、更古老的医学文献，据《汉书·艺文志》记载，当时医经 7 家（《黄帝内经》18 卷、《黄帝外经》37 卷、《扁鹊内经》9卷、《扁鹊外经》12卷、《白氏内经》38卷、《白氏外经》36卷、《旁篇》20卷，实计175卷），但绝大部分已失传，仅存《黄帝内经》。1973年，长沙马王堆三号墓出土了大批简帛医书，其中帛书有《足臂十一脉灸经》、《阴阳十一脉灸经》甲乙本、《脉法》、《阴阳脉死候》、《五十二病方》等合计10种，竹木简书有《十问》等合计4种。据有关学者认为，这些简帛医书的编撰年代并不一致，最早的可能在春秋时期，最晚的乃是战国末年至秦汉之际的作品，其中《足臂十一脉灸经》和《阴阳十一脉灸经》应该比《黄帝内经》的成书年代更早，是现今已知最早记载经脉学说的中医文献。《黄帝内经》所述十二经脉，正是在此基础上发展起来的。这个问题还可从《黄帝内经》本身的记载中找到例证，在《内经》中引用了许多古代医书，仅《素问·病能论》中所提到的就有《上经》《下经》《金匮》《揆度》《奇恒》等多部著作。由此可知，在《黄帝内经》成书以前，曾有许多更为古老的医学文献，充分说明了《黄帝内经》正是在上述各类更原始、更为古老的医学文献基础上，经过医家们不断搜集、整理、综合而成的。

【原文】

难经出，更洋洋。洋洋，盛大也。《难经》八十一章，多阐发《内经》之旨，以补《内经》所未言。即间有与《内经》不合者，其时去古未远，别有考据也。秦越人，号扁鹊，战国人，著《难经》。

【提要】本段论述了中医学的又一部基础理论著作《难经》，论述了《难经》的成书年代、作者及主要内容。

【白话解】《难经》八十一章，原名《黄帝八十一难经》，相传为战国时秦越人（扁鹊）所作。《难经》是继《黄帝内经》之后的又一部中医古典著作，该书以问答形式解释疑难问题编撰而成，共讨论了八十一个问题，以基础理论为主，包括脉学、经络、脏腑、疾病、腧穴、针法等内容。该书内容简要，辨析精微，“多阐发《内经》之旨，以补《内经》所未言。”（陈修园自注语）此书在中医理论和诊断学方面颇有贡献。

【解析】关于《难经》的成书年代及著者，查考《史记·扁鹊传》及《汉书·艺文志》，两书均无记载。张仲景《伤寒杂病论》和《隋书·经籍志》虽提及《难经》，但未提及作者姓名，直至唐代杨玄操《难经注》和《旧唐书·经籍志》才提出作者为秦越人。从《难经》的内容来看，可以确定其成书年代在东汉以前，作者姓名有待进一步考证。一般认为《难经》的作者是托名扁鹊。

【原文】

越汉季，有南阳①。张机，字仲景，居南阳，官长沙，东汉人也。著《伤寒杂病论》《金匮玉函经》。

六经辨②**，圣道**③**彰**④。《内经》详于针灸，至伊尹有汤液治病之法，扁鹊、仓公因之。仲师出而杂病伤寒专以方药为治，其方俱原本于神农、黄帝相传之经方，而集其大成。

伤寒⑤**著，金匮**⑥**藏**。王肯堂谓《伤寒论》义理如神龙出没，首尾相顾，鳞甲森然。金匮玉函，示宝贵秘藏之意也。其方非南阳所自造，乃上古圣人所传之方，所谓经方是也。其药悉本于《神农本经》。非此方不能治此病，非此药不能成此方，所投必效，如桴鼓之相应。

垂方法，立津梁[7]。仲师，医中之圣人也。儒者不能舍至圣之书而求道，医者岂能外仲师之书以治疗。

【提要】本段论述了东汉末年医圣张仲景创立了辨治外感伤寒病的六经辨证，其著作《伤寒杂病论》在问世后不久即散失不全，后经晋、宋代医家搜集、整理、重新编次成《伤寒论》和《金匮要略》两书。张仲景是在系统总结和继承汉代以前的医学成就和大量医家同疾病作斗争的丰富经验的基础上，并结合自己的临床实践，经过长期的努力，才著成我国第一部融理、法、方、药于一体的辨证论治专书——《伤寒杂病论》。它既是对公元 2 世纪以前的中医药学理论与经验的总结，又是对中医学术理论的创新和发展。

【注释】

①南阳：指张仲景，名机，河南南阳人。古人为了对某人表示崇敬，常以他的出生地或任职地名来称呼他。

②六经辨：六经，本指太阳、阳明、少阳、太阴、少阴、厥阴六条经脉。这里指六经所属脏腑经络的病理变化反映于临床的各种证候。六经

辨证，是张仲景在《素问·热论》六经分证的基础上所创立的辨治外感病的一种辨证方法，就是根据六经的主要脉症表现，并结合病位、病性、病机、正邪关系等因素加以分析、归纳，最后辨别为某经病证。

③圣道：指以《内经》为代表的中医学术理论。

④彰：明了。

⑤伤寒：指《伤寒论》一书，张仲景所著，是作者原撰《伤寒杂病论》中有关外感伤寒病证为主的部分。在《伤寒论》一书中，张仲景以六经辨证为纲，对伤寒病各阶段的辨脉审证大法和处方用药规律，以条文的形式作了全面的论述，较全面地总结了汉代以前对外感疾病诊治的丰富经验，奠定了中医学辨证论治的基础。

⑥金匮：指《金匮要略》，亦为张仲景所作，是作者原撰《伤寒杂病论》一书中有关内伤杂病的部分。

⑦津梁：津，指渡水处。梁，指桥梁。津梁，就是渡桥。

【白话解】到了东汉末年，出现了在中国医学史上占有重要地位的杰出医家，他就是河南南阳人张仲景，他创立的六经辨证使外感疾病的诊断和治疗有了明确的系统和指标，使中医学术理论和临床诊治水平都有了极大发展和提高。张仲景的著作，流传到现在的有《伤寒论》和《金匮要略》两书，《伤寒论》10卷，其主要内容是记载了六经病的症状、脉象及治法。《金匮要略》6卷25篇，主要以脏腑辨证论述内科杂病，兼及妇科、外科之病证，其辨证论治的精神与《伤寒论》相同，只是不以六经分证，而以病证分篇。它分类简明、辨证切要，对病因、病机及诊治的论述甚为精当，理法方药一体化。这两部书给后世医家在诊断治疗方面树立了辨证论治的典范，成为中医学的经典著作，就好像一座渡桥一样，成为过河的必由之路。

【原文】

李唐①**后，有千金**。唐·孙思邈，华原人，隐居太白山，著《千金方》《千金翼方》各三十卷。宋仁宗命高保衡、林亿校正，后列《禁经》二卷。今本分为九十三卷。较《金匮》虽有浮泛偏杂之处，而用意之奇，用药之巧，亦自成一家。

外台继，重医林。唐·王焘著《外台秘要》四十卷，分一千一百四门，论宗巢氏，方多秘传，为医门之类书。

【提要】本段论述了唐代《千金要方》《千金翼方》《外台秘要》的作者和内容。

【注释】

①李唐：唐统治者姓李，所以唐代称作李唐。

【白话解】唐代的医学十分兴盛，有许多综合性的著作，但大多亡佚，现存的主要有《千金方》和《外台秘要》等。《千金方》是由《千金要方》30卷和《千金翼方》30卷合成，为孙思邈所撰，作者以人命重于千金，故取“千金”为书名。《千金方》内容十分丰富，涉及妇、儿、内、外各科的诊治、本草、制药、食疗、养生及医德等许多方面，总计232门，载方5 300余首，所载医论、医方较系统地总结和反映了自《内经》以后、唐初以前的医学成就，是一部学术价值很高的著作。《外台秘要》为唐·王焘所撰，全书40卷，分1 104门，载方6 000余首，汇集了唐初以前的医学著作，是唐代另一部规模巨大的综合性医籍，内容涉及临证各科。该书搜集广泛而不庞杂，临床各科编排有序，先论后方，次序井然，书中引录各书均附出处，借此可窥见晋唐间许多已经失传方书的基本内容，是研究我国唐以前医学的一部重要参考书。

【原文】

后作者，渐浸淫[①]。等而下之，不足观也已。

红紫色[②]**，郑卫音**[③]。间色乱正，靡音忘倦。

【提要】本段论述了作者的观点，认为唐以后的一些著作与《内经》《伤寒论》等经典著作相比质量较低。

【注释】

①浸淫：多或乱的意思。

②红紫色：紫色为间色、杂色；红色为纯色、正色。说明杂乱之色不能与纯正之色相比。

③郑卫音：郑、卫是春秋时期的两个国家，传说这两个国家的音乐很淫荡，故后世称靡倦淫荡的音乐为“郑卫音”。

【白话解】唐代以后医学著作逐渐增多，其中难免有些质量较次的作品，如果拿这些作品与《内经》《伤寒论》《金匮要略》等经典著作相比，就好像是杂乱的紫色与纯正的红色相比，郑卫之音与雅乐相比一样，孰优孰劣，一目了然。

【原文】

迨[①]东垣[②]，重脾胃。金·李杲，字明之，号东垣老人。生于世宗大定二十年，金亡入元，十七年乃终，年七十二，旧本亦题元人。作《脾胃论》《辨惑论》《兰室秘藏》，后人附以诸家合刻，有《东垣十书》传世。

温燥行，升清气。如补中益气及升阳散火之法，如苍术、白术、羌活、独活、木香、陈皮、葛根之类，最喜用之。

虽未醇[③]，亦足贵。人谓东垣用药，如韩信将兵，多多益善。然驳杂之处，不可不知。唯以脾胃为重，故亦可取。

【提要】本段论述了金元时期的四位医学大家，李东垣是其中之一，他以中医基本理论为基础，阐发自己重视脾胃的“内伤脾胃，百病由生”的学术思想。

【注释】

①迨：到了。

②东垣：李东垣，名杲，金代著名医学家，金元四大家之一。他的主要医学成就是区分了外感与内伤，创内伤脾胃学说，其学术思想的中心是“内伤脾胃，百病由生”。认为脾胃伤则元气自衰，自然是“诸病所由生也”（《脾胃论》）。在治疗上善用温补脾胃法，故被称为“补土派”。主要著作有《脾胃论》《内外伤辨惑论》《兰室秘藏》等，对中医学的发展有深远的影响。

③醇：同纯。

【白话解】到了金代，著名医家李东垣倡导“重脾胃”的学说，主张用具有温燥性的药物来调理脾胃，提升中气，立补中益气、升阳散火之法，最喜用苍术、白术、羌活、独活、木香、陈皮、葛根之类，比较驳杂，不够纯正，但他的医学理论还是很宝贵的。李东垣重视脾胃的思想对后世医家影响巨大。

【原文】

若河间[1]，专主火。金·刘完素，字守真，河间人。事迹俱详《金史·方技传》。主火之说，始自河间。

遵之经，断自我。《原病式》十九条，俱本《内经·至真要大论》，多以火立论，而不能参透经旨。如火之平气曰升明，火之太过曰赫曦，火之不及曰伏明，其虚实之辨，若冰炭之反也。

一二方，奇而妥。如六一散、防风通圣散之类，皆奇而不离于正也。

【提要】本段论述了金元四大家之一刘河间的学术思想，他在病因病机方面倡导“火热论”，认为无论是外感六淫，还是内伤七情，均易化火导致火热证。

【注释】

①河间：刘河间，名完素，金代河间人，为金元四大家之一。长期在民间行医，对热病及其他杂病的治疗有很丰富的经验，精研《素问》数十年，对运气学说有精辟的见解。刘完素突出的学术思想是提倡“火热论”，强调火热致病的危害，认为“六气皆从火化”，在热性病的治疗中以清热通利为主，善用寒凉药物，故被称为“寒凉派”。主要著作有《素问玄机原病式》《宣明论方》等。

【白话解】像金代的刘河间，治病强调治火，他的“火热论”学说，遵从《内经》等经典著作，同时又不泥古，颇有自己的见解，为后世温病学说的形成奠定了基础。他所制定的几个方剂，如六一散、防风通圣散等，不但有它的独创性，而且治疗效果也是很好的。

【原文】

丹溪[①]出，罕[②]与俦[③]。元·朱震亨，字彦修，号丹溪，金华人。其立方视诸家颇高一格。

阴宜补，阳勿浮。《丹溪心法》以补阴为主，谓阳常有余，阴常不足。诸家俱辨其非，以人得天地之气以生，有生之气，即是阳气，精血皆其化生也。

杂病法，四字求。谓气、血、痰、郁是也。一切杂病，只以此四字求之。气用四君子汤，血用四物汤，痰用二陈汤，郁用越鞠丸。参差互用，各尽其妙。

【提要】本段论述了金元四大家之一朱丹溪的学术思想，他认为“阳常有余，阴常不足”，故治疗上提倡“滋阴降火”之法。

【注释】

①丹溪：朱丹溪，名震亨，字彦修，元代著

名医家，为金元四大家之一。朱丹溪学术思想的基本观点是：力倡在“相火论”基础上的“阳常有余，阴常不足”学说。他充分研究了《内经》以来各家关于“相火”的见解，如《内经》中“少火”“壮火”之说、刘完素的“火热论”、李杲的“阴火”说等，在此基础上，深入探讨内在火热的病机，阐明了相火有常有变的规律。指出相火之动是根本的、永恒的，但正常的动属“生”，异常的动为“贼”。并根据“人的情欲无涯”，相火易于妄动，精血难成易亏等理论，得出“阳常有余，阴常不足”的结论，据此，在治疗上提倡滋阴降火之法，故被后世称为“滋阴派”。朱丹溪的主要著作有《格致余论》《局方发挥》等。

②罕：稀少。

③俦（chóu）：同伴。此处指同行人。

【白话解】元代朱丹溪的医术，在同行中是很杰出的，他倡导“阳有余，阴不足”论，养生方面主张节制食欲、色欲，以养阴精；在治疗方面主张滋阴降火，使相火不为妄动。在杂病的治疗方面，认为应从气、血、痰、郁 4 个方面来着手处理。这为后世医家治疗杂病提供了思路。

【原文】

若子和①，主攻破。张子和（戴人）书中，所主多大黄、芒硝、牵牛、芫花、大戟、甘遂之类，意在驱邪。邪去则正安，不可畏攻而养病。

中病良，勿太过。子和之法，实证自不可废，然亦宜中病而即止；若太过，则元气随邪气而俱散，挽无及矣。

【提要】本段论述了金元四大家之一张子和的学术观点，他主张祛除邪气，认为“邪去则正安”。

【注释】

①子和：张子和，名从正，自号戴人，金代著名医家，金元四大家之一。精通医术，继承刘完素的学术思想，用药多偏于寒凉，治病主张攻下，认为凡邪气应立刻驱出体外，邪去则正安，认为无论是在天之邪（风、寒、暑、湿、燥、火），在地之邪（雾、雨、雹、冰、泥）还是在人体的水谷之邪（酸、苦、甘、辛、咸、淡），都非人体所素有，邪留则伤正，应攻下治之。攻邪的方

法以《伤寒论》的汗、吐、下三法为原则。他对汗、吐、下三法应用的范围很广，有不少发挥，这些临床经验都记载在他的著作《儒门事亲》中。

【白话解】又如金代的张子和，认为导致疾病的主要原因是病邪侵入人体，治病主张使用攻下法，使邪去而正安。因攻下药物性能大多较峻猛，故应注意中病即止，不宜过量，若太过则元气随邪气而俱散。

【原文】

四大家，声名噪。刘河间、张子和、李东垣、朱丹溪为金元四大家，《张氏医通》之考核不误。

必读书，错名号。李士材《医宗必读》四大家论，以张为张仲景，误也。仲景为医中之圣，三子岂可与之并论。

【白话解】李东垣、刘河间、朱丹溪、张子和都是金元时期的著名医家，在学术思想上，他们各有所长，代表了四个不同学派，后世尊称他们为金元四大家。但李中梓在其所著的《医宗必读》一书中，却错误地把张作张仲景，是弄错了名号。明以后，须酌量言医书充栋汗牛，可以博览之，以广见识，非谓诸家所著皆善本也。

【原文】

详而备，王肯堂[①]。金坛王宇泰，名肯堂。著《证治准绳》，虽无所采择，亦医林之备考也。

【提要】明代以后医学书籍很多，陈修园先生比较推崇王肯堂先生，认为他的《六科证治准绳》采撷丰富，选方精良。

【注释】

①王肯堂：明代著名医家。他博览群书，长期搜集材料，并结合自己的临证经验，历时11年编成《证治准绳》，全书采撷丰富，条理分明，选方精良，对后世医学有相当影响。

【白话解】从明代以后，医学书籍就更多了，这些书立论角度、内容各有不同，各有长短，故研习医学的人，必须仔细斟酌思量，以定取舍，才能做到取长补短，全面掌握。其中比较详细而完备的，要数王肯堂的《证治准绳》一书了。

【原文】

薛氏[①]**按，说骑墙**[②]。明·薛己，号立斋，吴县人。著《薛氏医按》十六种，大抵以四君子、六君子、逍遥散、归脾汤、六八味丸主治，语多骑墙。

士材说，守其常。李中梓，号士材，国朝人也。著《医宗必读》《士材三书》。虽曰浅率，却是守常，初学者所不废也。

景岳[③]出，著新方[④]。明·张介宾，字会卿，号景岳，山阴人。著《类经》《质疑录》。全书所用之方，不外新方八阵，其实不足以名方。古圣人明造化之机，探阴阳之本，制出一方，非可以思议及者。若仅以熟地补阴，人参补阳，姜附祛寒，芩连除热，随拈几味，皆可名方，何必定为某方乎？

石顽[⑤]续，温补乡。张璐，字路玉，号石顽，国朝人。著《医通》，立论多本景岳，以温补为主。

献可[⑥]论，合二张[⑦]。明·宁波赵献可，号养葵。著《医贯》。大旨重于命门，与张石顽、张景岳之法相同。

诊脉法，濒湖昂[⑧]。明·李时珍，字东璧，号濒湖。著《本草纲目》五十二卷，杂收诸说，反乱《神农本经》之旨。卷末刻《脉学》颇佳，今医多宗之。

【提要】在这段中陈修园先生对明代一些著名医家如薛己、李中梓、张介宾、张璐、赵献可、李时珍等的学说和贡献进行了评述。

【注释】

①薛氏：薛己，号立斋，明代医家。医学造诣较深，著述甚多。他的学术思想受张元素、李东垣等人温补学说的影响，强调真阴、真阳不足，主张治病务求其本原，他的很多医著后被编辑为《薛氏医案》。

②骑墙：此处指没有什么独到的见解。

③景岳：张景岳，名介宾，明代著名医家。他的学术思想主要为“阳非有余”“真阴不足”，以及“人体虚多实少”等，主张温补肾阴肾阳，慎用寒凉攻伐药物，并创立了许多补肾方剂，如左归饮、右归饮等，对后世产生了很大影响。主要著作有《类经》《景岳全书》等。

④新方：指《新方八阵》二卷，张景岳著，后被收入《景岳全书》。作者曾选辑古医方，撰成《古方八阵》，后又觉临床取用“犹有未尽”，故又以己意化裁制定新方185首，仍分为补、和、

攻、散、寒、热、固、因八阵。本书亦有单行本。

⑤石顽：张石顽，名璐，清代医家，业医 60 年左右，著述较多，主要有《张氏医通》，此书采取历代 60 余家著述，参考百余种书籍，历数十年而成，体例仿《证治准绳》，包括临床各科，并附验案，分门别类，内容丰富。

⑥献可：姓赵字养葵，明代医家。对薛己的温补学说十分推崇，尤其发挥命门之说，认为命门是人身之主和至宝，强调“命门之火”的重要，撰有《医贯》一书，其用意即是以保养命门之火的论点贯穿于养生和治疗等一切问题之中。

⑦二张：指张景岳和张石顽。

⑧濒湖：即李时珍，字东璧，号濒湖，明代杰出的医药学家，他除了在药物学方面的突出贡献，著有《本草纲目》这部药物学巨著外，还在针灸学和诊断学方面有一定成就，著有《濒湖脉学》《奇经八脉考》等书。《濒湖脉学》语言简明生动，易于诵读记忆，故后世多以此书作为初学脉法的入门书。

【白话解】薛立斋所著《薛氏医案》多宗张元素、李杲等人的观点，没有更多的创建；李士材的著作虽然浅显些，但却能遵守常法；张景岳所著《新方八阵》，以己意化裁制定了许多新方，而且都很切用；张石顽著《张氏医通》，治病大多采用温补之剂；赵献可的论述，基本上与张景岳、张石顽两人的理论相一致，都强调温补肾阴肾阳；至于诊脉的方法，应首推李时珍所著的《濒湖脉学》。

【原文】

数子者，各一长。知其所长，择而从之。

揆[①]诸古，亦荒唐。理不本于《内经》，法未熟乎仲景，纵有偶中，亦非不易矩矱。

长沙[②]室，尚彷徨[③]。数子虽曰私淑长沙，升堂有人，而入室者少矣！

【注解】

①揆：衡量、比较。

②长沙：指张仲景。据说张仲景曾任过长沙太守，故又尊称他为张长沙。

③彷徨：游移不定。

【白话解】上面所谈的数位医家，都各有所长，但他们的著作与经典著作相比，还是相差很远的。尤其是对于张仲景著作的研习还很不够，距离张仲景所具有的学术水平还相距很远，好像只是在门外徘徊，始终未能登堂入室似的。

【原文】

唯韵伯[①]，能宪章[②]。慈溪柯琴，字韵伯，国朝人。著《伤寒论注》《论翼》，大有功于仲景，而《内经》之旨，赖之以彰。

徐[③]尤[④]著，本喻昌[⑤]。徐彬，号忠可；尤怡，号在泾。二公《金匮》之注，俱本喻嘉言。考嘉言名昌，江西南昌人。崇祯中以选举入都，卒无所就，遂专务于医，著《尚论篇》，主张太过，而《医门法律》颇能阐发《金匮》之秘旨。

大作者，推钱塘[⑥]。张志聪，号隐庵；高世栻，号士宗。俱浙江钱塘人也。国朝康熙间，二公同时学医，与时不合，遂闭门著书，以为传道之计。所注《内经》《本草经》《伤寒论》《金匮》等书，各出手眼，以发前人所未发，为汉后第一书。今医畏其难，而不敢谈及。

【提要】本段论述了清代一些著名医家如柯琴、徐彬、尤怡、喻嘉言、张志聪、高世栻等的著作、学术特点等，陈修园十分推崇柯韵伯、尤在泾。

【注释】

①韵伯：柯琴，字韵伯，清初医家。钻研《内经》《伤寒论》颇有心得，撰有《伤寒论注》《伤寒论翼》《伤寒附翼》，后集为一书，名《伤寒来苏集》。柯韵伯认为张仲景之六经立法，不应仅限于伤寒一科，杂病亦应在此例。故此，他采用以六经分篇，以证分类，以类分方的方法，对伤寒及杂证，根据六经加以分类注释，使辨证论治之法更切实用和易于掌握，对其后医家影响很大。

②宪章：遵循章法。

③徐：徐彬，字忠可。清代医家，为喻昌弟子，他继喻昌之论，研究仲景之学，编有《伤寒图论》《伤寒一百十三方发明》《金匮要略论注》等书。

④尤：尤怡，字在泾，清代医家。钻研《伤寒论》《金匮要略》尤深，所撰《伤寒贯珠集》《金匮要略心典》，是他研读仲景著作的心得和发挥。

⑤喻昌：字嘉言，清初著明医家。学术上推崇《伤寒论》，在方有执《伤寒论条辨》的基础上，对伤寒条文进一步分类归纳，并强调"治病必先识病，识病然后议药"的辨证论治思想。晚年著

有《尚论篇》《医门法律》《寓意草》等书。

⑥钱塘：指张志聪和高世栻，他们都是浙江钱塘人，清代著名医家。张志聪，字隐庵。业医数十年，曾在杭州胥山建侣山堂，聚同道及生徒数十人论医讲学。撰有《素问集注》《侣山堂类辨》《灵枢集注》《伤寒论集注》《本草崇原》等书，其中后二书未竟而张志聪卒，由高世栻最后辑补完成。高世栻，字士宗，曾随张志聪学医，除辑补张志聪未竟之书外，本人还撰有《素问直解》和《医学真传》等书。

【白话解】到了清代，唯有柯韵伯能够遵守《内经》《伤寒论》的原则章法。至于徐忠可、尤在泾二人，基本上是因循喻昌的学术思想。清代比较有名望的著作家，要推浙江的张志聪和高士宗了，他们讲学创作，著述甚丰。

【原文】

取法上，得慈航[①]。取法乎上，仅得其中。切不可以《医方集解》《本草备要》《医宗必读》《万病回春》《本草纲目》《东医宝鉴》《冯氏锦囊》《景岳全书》《薛氏医按》等书为捷径也。

今之医辈，于此书并未寓目，止取数十种庸陋之方，冀图幸中，更不足论也。

【注释】

①慈航：佛教名词。佛学认为佛、菩萨以大慈悲救度众生出生死苦海，有如舟航，故名。

【白话解】中医学是有其独特理论体系的，《黄帝内经》综合阐述了人体生理、病理的一般概念和治则治法，是中医基础理论的奠基之作；《伤寒论》《金匮要略》指出了辨证论治的具体方法，后世医家更是代有发挥。因此，学习中医应有系统地、全面地掌握其基本理论原则，打好扎实的基本功，从源头学起。只有选取正确的学习方法，才能获得救治众生的本领。

二、中风

【原文】

人百病，首中风①。《内经》云：风为百病之长也。昔医云：中脏多滞九窍，有唇缓、失音、耳聋、目瞀、鼻塞、便难之证；中腑多着四肢；中经则口眼㖞斜；中血脉则半身不遂。

骤然得，八方[2]通。中风病骤然昏倒，不省人事，或痰涌、掣搐、偏枯等证。八方者，谓东、西、南、北、东北、西北、东南、西南也。

【提要】本段谈中风的成因。

【注释】

①中风：病名，又名“卒中”。中风发病原因多由忧思恼怒、饮食不节、恣酒纵欲等，以致阴阳失调、脏腑气偏、气血逆乱而成。此病本虚标实，上盛下虚。临床表现以猝然昏仆，口眼㖞斜，半身不遂为主要特征，也有未见昏仆，仅见㖞僻不遂者。因本病起病急剧，变化迅速，与自然界风邪善行而数变的特性相似，故古人以此类比，称这种疾病为“中风”。

②八方：指东、南、西、北、东北、西北、东南、西南八个方位。

【白话解】在人类所患的各种各样的疾病中，中风病是处于首要地位的，现在依然如此。这种病发病急骤，像自然界善行数变的风一样，所以古人最早认为这种病是由于感受来自四面八方的风邪而引起的。

【解析】现代中医认为中风的病因有外风和内风之别。对于中风病发生的原因，有一个认识过程，在唐宋以前，多以“内虚邪中”立论，如《灵枢·刺节真邪论》说：“虚邪偏客于身半，其入深，内居营卫，营卫稍衰，则真气去，邪气独留，发为偏枯。”《金匮要略》认为是“脉络空虚”，风邪乘虚侵入人体。隋·巢元方认为是：“风偏枯者，由血气偏虚，则腠理开，受于风湿。”（《诸病源候论·中风候》）总之，这一历史时期的医家多认为中风是外风，是当人体气血亏损，脉络空虚时招致风邪入中脉络所致。治疗也多用祛外风药物，如麻黄、桂枝、防风之类，这一看法一直延续到金元时代，许多医家才对外风入侵的理论提出了不同看法。如刘河间认为是“心火暴盛”；李东垣认为是“正气自虚”；朱丹溪认为是“湿痰生热”。他们的立论虽然不同，但都认为中风的成因是人体本身阴阳气血失调所致，这是对中风病因学说的一个重大突破。与此同时，王履更明确地把这两种风从名称和本质上进行了区别，他说：“因于风者，真中风也；因于火，因于气，因于湿者，类中风而非中风也。”“中风者，非外来风邪，乃本气病也，凡人年逾四旬气衰之际，或因忧喜忿怒伤其气者，多有此疾，壮岁之时无有也，若肥盛则间有之。”（《医经溯洄集·中风辨》）张景岳也明确指出“中风非风”的观点。至此，对中风的病因、好发年龄、发病诱因等才有了比较清楚的认识。后世医家在此论点的基础上，不断补充完善，使中风的病因病机学说日臻完善。

【原文】

闭与脱①**，大不同。**风善行而数变，其所以变者，亦因人之脏腑寒热为转移。其人脏腑素有郁热，则风乘火势，火借风威，而风为热风矣。其人脏腑本属虚寒，则风水相遭，寒冰彻骨，而风为寒风矣。热风多见闭证，宜疏通为先；寒风多见脱证，宜温补为急。

开邪闭，续命雄。小续命汤，风证之雄师也。依六经见证加减治之，专主驱邪。闭者宜开，或开其表，如续命汤是也；或开其里，如三化汤是也；或开其壅滞之痰，如稀涎散、涤痰汤是也。

固气脱，参附功。脱者宜固，参附汤固守肾气，术附汤固守脾气，芪附汤固守卫气，归附汤固守营气。先固其气，次治其风。若三生饮一两加人参一两，则为标本并治之法。正虚邪盛，必遵此法。

【提要】中风常要辨“闭证”与“脱证”。闭证常由邪气过盛所致，脱证常由正气不能内守而成。

【注释】

①闭与脱：“闭”，是邪闭，指邪气过盛，出现脏腑气血闭塞不通的病理变化。多因邪热、痰浊等病邪闭阻于内，故又称“内闭”。多见于中风、温热病热入营血阶段等病证，主要临床表现为神志昏迷、牙关紧闭、两拳紧握、肢体强痉、痰涎壅塞、面赤便闭、脉弦急等，多属实证，其中兼热象的为“阳闭”；兼寒象的为“阴闭”，治疗急宜祛邪，阳闭用“凉开”法；阴闭用“温开”法。“脱”，是正脱，指疾病过程中，阴阳气血大量耗损而致生命垂危的病理变化。主要症状有：汗出如珠，四肢厥冷，口开涎出，手撒尿遗，脉微细欲绝等，由于病因病机和症状均以精气向外脱泄为特点，故又称“外脱”。治疗应急用益气固脱法。

【白话解】中风病常以“闭证”和“脱证”为基本的辨证分型。二者在病机发展、症状表现等方面是大不相同的，治疗当然也就不一样，闭证要用疏通的方法，以小续命汤力量最为雄厚。脱证要用益气固脱的方法，以固守元气，参附汤的功力是很佳的。

【解析】中风病所以会出现“闭证”与“脱证”两种不同证型，其原因是由于人体体质不同，脏腑有虚实寒热之异。若病人素有郁热．发病则多见闭证；如脏腑本属虚寒，则多见脱证。

中风病的病位浅深和病情轻重，按《金匮要略》所分，有中经络和中脏腑的不同："邪在于络，肌肤不仁；邪在于经，即重不胜；邪入于腑即不识人；邪入于脏，舌即难言，口吐涎。”中络是以肌肤麻木偏于一侧，口眼㖞斜为主，此邪中浅，病情轻。中经以半身不遂偏身麻木，口眼㖞斜，言语謇涩为主症，无昏迷，病情重于中络。临床常把此两种证候合而并之，统称为“中经络”。中腑是在中经症状的基础上。伴有神志不清、意识蒙眬或嗜睡症状。中脏是以卒暴昏仆而半身不遂，神志昏愦无知，或以九窍闭塞为主症，此邪中深，病情重。因中腑、中脏皆有神志不清症状，故又统称为中脏腑。本章所谈的闭证与脱证均属于中风中脏腑类型的分证。

对于中风中脏腑的闭证，本书选取了小续命汤，是古代治中风闭证的主方，有疏通表邪的作用，方中有许多辛温解表散风之药。从中仍可看出认为中风病因是“内虚邪中”观点的遗痕。现临床治疗中风闭证，阳闭多选用辛凉开窍、清肝息风的《局方》至宝丹加羚羊角汤（羚羊角粉、石决明、代赭石、菊花、黄芩、夏枯草、钩藤、龟板、白芍、丹皮、天竺黄、竹沥）。阴闭多选用辛温开窍、除痰息风的《局方》苏合香丸并用《济生方》涤痰汤加减。谨供参考使用。

【原文】

顾其名，思其义。名之曰风，明言八方之风也。名之曰中，明言风自外入也。后人议论穿凿，俱不可从。

若舍风，非其治。既名中风，则不可舍风而别治也。

【白话解】顾名思义，中风病是一种风证，其标证可见风火相扇，来势凶猛，故如舍弃治风这一治法，就不是正确的治疗方法了。

【原文】

火气痰，三子[1]**备**。刘河间举五志过极，动火而卒中，皆因热甚，故主乎火。大法用防风通圣散之类；亦有引火归原，如地黄饮子之类。李东垣以元气不足而邪凑之，令人卒倒如风状，故主乎气虚。大法补中益气汤加减。朱丹溪以东南气温多湿，有病风者，非风也；由湿生痰，痰生热，热生风，故主乎湿。大法以二陈汤加苍术、白术、竹沥、姜汁之类。

不为中，名为类。中者，自外而入于内也。此三者，既非外来之风，则不可仍名为中，时贤名为类中风。

合而言，小家伎[2]。虞天民云：古人论中风，言其症也。三子论中风，言其因也。盖因气、因湿、因火，挟风而作，何尝有真中、类中之分。

【提要】此段论述刘河间、李东垣、朱丹溪对中风病因的认识。

【注释】

①三子：指刘河间、李东垣、朱丹溪三人。

②小家伎：伎同技。小家伎指技术水平不甚高明者。

【白话解】关于中风的病因，在金元医家中，刘河间认为是由于火盛，“动火而卒中，皆因热甚”，治疗用防风通圣之类，也有引火归原，如地黄饮子之类。李东垣认为是由于气虚，“以元气不足而邪凑之，令人卒倒如风状”，治疗用补中益气汤加减。朱丹溪则认为是痰盛，“由湿生痰，痰生热，热生风”。治疗以二陈汤加苍术、白术、竹沥、姜汁之类。“中”，自外而入内为中，火、气、痰三者所致的中风均非外来之风，所以不可仍名以中风，时贤称它为类中风，以区别风邪侵袭的真中风。虞天民（名抟，明代医家）说：“古人论中风，言其症也。三子论中风，言其因也。”认为古人论中风是说它的症状似风，刘河间等三人论中风是谈它的病因。这种把病因与症状相合而谈的说法，是比较含混的。

【原文】

瘖㖞斜，昏仆地。瘖者，不能言也；㖞斜者，口眼不正也；昏仆地者，不省人事，猝倒于地也。口开、目合，或上视、撒手、遗尿、鼾睡、汗出如油者，不治。

急救先，柔润次。柔润息风，为治中风之秘法。喻嘉言加味六君子汤、资寿解语汤甚妙。

填窍[1]方，宗金匮。《内经》云：邪害空窍。《金匮》中有侯氏黑散、风引汤，驱风之中，兼填空窍。空窍满则内而旧邪不能容，外而新风不复入矣。喻嘉言曰：仲景取药积腹中不下，填窍以息风。后人不知此义，每欲开窍以出其风。究竟窍空而风愈炽，长此安穷哉！三化汤、愈风汤、大秦艽汤皆出《机要方》中，云是通真子所撰，不知其姓名。然则无名下士，煽乱后人见闻，非所谓一盲引众盲耶？

【提要】此段论述中风的症状和治疗原则。

【注释】

①窍：空窍，古人认为窍满则“内而旧邪不能容，外而新风不复入”，所以治中风病拟填窍以息风之法。

【白话解】当中风卒发时，可见不能说话，口眼㖞斜，猝倒于地，不省人事等症状，根据“急则治其标”的原则，此时当以急救为主（参见闭证与脱证的治疗）。当标证有所缓解，再用柔润息风之法标本兼治，可用喻嘉言的加味六君子汤或资寿解语汤。此外，还有一种填空窍的治法，可以根据《金匮要略》所述的理论原则及所列方剂治疗，如侯氏黑散、风引汤等。

附方

1. 小续命汤　中风总方。

药物：麻黄（去节根）、人参、黄芩、川芎、白芍、炙甘草、杏仁、防己、桂枝、防风各一钱，附子（炮）五分。

用法：加生姜三片，水二杯半，先煎麻黄至二杯，入诸药，煎八分服。

2. 古今录验续命汤　治中风风痱，身体不能自收持，口不言，昏冒不知痛处，或拘急不能转侧。

药物：麻黄、桂枝、当归、人参、石膏、干姜、甘草各三钱，川芎一钱五分，杏仁十三粒又一粒取三分之一。

用法：水三杯，煎一杯，温服。

3. 三化汤　治热风中脏，大便不通。

药物：大黄、羌活、枳壳各三钱。

用法：水二杯，煎八分服。

4. 稀涎散　治中风口噤，并治单蛾、双蛾。

药物：巴豆六枚（每枚分作两片），牙皂三

钱（切），明矾一两。

用法：先将矾化开，却入二味搅匀，待矾枯为末，每用三分吹喉中。痰盛者灯心汤下五分，在喉即吐，在膈即下。

5. 参附汤　元气暴脱，以此方急回其阳，可救十中一二。

药物：人参一两，附子五钱

用法：水二杯半，煎八分服。

6. 三生饮　治寒风中脏，四肢厥冷，痰涎上涌。

药物：生乌头二钱，生南星三钱，生附子一钱，木香五分，生姜五片。

用法：水二杯，煎七分。薛氏用人参一两，煎汤半杯调服。

7. 防风通圣散　治热风卒中，外而经络手足瘛疭，内而脏腑二便闭塞，用此两解之。

药物：防风、荆芥、连翘、麻黄、薄荷、川芎、当归、白芍、白术、山栀、大黄、芒硝各五分，黄芩、石膏、桔梗各一钱，甘草二钱，滑石三钱

用法：水二杯，加生姜三片，煎八分服。

8. 地黄饮子　治类中风肾虚火不归原，舌强不能言，足废不能行。类中风虚火治法。

药物：熟地黄、远志、山萸肉、巴戟天、石斛、石菖蒲、五味子、肉苁蓉、肉桂、麦冬、附子、茯苓各三钱。

用法：加薄荷叶七叶，水二杯，煎八分服。

9. 补中益气汤　治劳役、饥饱过度，致伤元气，气虚而风中之。

药物：炙黄芪二钱，人参、白术（炒）、当归各一钱，炙甘草、陈皮各五分，升麻、柴胡各三分。

用法：加生姜三片，大枣二枚，水二杯，煎八分服。

10. 二陈汤　痰饮通剂。

药物：陈皮一钱五分，半夏、茯苓各三钱，炙甘草一钱。

用法：加生姜三片，水三杯，煎七分服。

11. 加味六君子汤　治中风王道之剂。

药物：人参、白术（炒）、茯苓、半夏各二钱，陈皮、炙甘草各一钱。

用法：加麦冬三钱为君，附子一钱为使，再调入竹沥五钱，生姜汁二钱，以行经络之痰，久服自愈。

12. 资寿解语汤　喻嘉言治中风脾缓，舌强不语，半身不遂，与地黄饮子同义。但彼重在肾，此重在脾。

药物：防风、附子、天麻、枣仁各二钱，羚羊角（山羊角代）、肉桂各八分，甘草、羌活各五分。

用法：水二杯，煎八分，入竹沥五钱，姜汁二钱五分服。

13. 侯氏黑散　治大风四肢烦重，心中恶寒不足者。

药物：菊花四两，白术、防风各一两，桔梗八钱，细辛、茯苓、牡蛎、人参、矾石、当归、川芎、干姜、桂枝各三钱，黄芩五钱。

用法：上十四味，杵为散，酒服方寸匕（约有八分，余每用一钱五分）。日二服，温酒调服。忌一切鱼肉、大蒜，宜常冷食，六十日止，热即下矣。

14. 风引汤　除热瘫痫。治大人风引，少小惊瘛疭，日数十发。

药物：大黄、干姜、龙骨各一两，桂枝一两五钱，甘草、牡蛎各一两，寒水石、赤石脂、石膏、滑石、紫石英、白石脂各三两。

用法：上十二味，研末粗筛，用韦布盛之。取三指（约六七钱），井花水一杯，煎七分，温服。

三、虚劳

【原文】

虚劳病[①]**，从何起。**咳嗽、吐血、五心烦热、目花、耳鸣、口烂、鼻干、气急、食不知味、羸瘦、惊悸、梦遗、往来寒热、怠惰、嗜卧、疲倦、骨蒸、不寐、女子不月等证，皆成痨病。

七情[②]**伤，上损**[③]**是。**扁鹊谓损其阳自上而下，一损肺、二损心、三损胃，过于胃则不可治。其说本于《内经》：二阳之病发心脾，有不得隐曲，为女子不月。按：心脾上也，至不得隐曲，女子不月，则上极而下矣。

归脾汤，二阳[④]**旨。**即《内经》二阳之病发心脾之旨也。此方为养神法，六味丸为补精法，高鼓峰并用之。

【提要】本段谈虚劳的成因和上损的治疗。

【注释】

①虚劳病：虚劳是以脏腑元气亏损，精血不足为主要病理过程的一类慢性虚衰性病证的总称。常因禀赋不足，后天失调，体质薄弱，或诸病失治，病久失养，或积劳内伤，形神过耗，渐至元气亏损，精血虚少，脏腑功能衰退，气血生化不足所致。本病临床表现复杂，可因虚损的部位、性质及其轻重程度不同而有迥然不同的证候表现和传变过程，但总以病势缠绵，诸虚不足为特点。

②七情：中医学病因之一，即喜、怒、忧、思、悲、恐、惊七种过激情志，因其致病多直接伤及内脏，故又称“内伤七情”。

③上损：是指心、肺、胃的虚损病。《难经》说：“损其阳自上而下，一损肺（劳嗽），二损心（盗汗），三损胃（食减），四损肝（郁怒），五损肾（淋、漏）。”并指出：“自上而损者，过于胃不可治。”

④二阳：源出《内经》：“二阳之病发心脾，有不得隐曲，女子不月。”王冰注说：“二阳，

谓阳明大肠及胃之脉也。”意思是说，忧思劳伤心脾过度则阳明胃肠受伤，食少不化，可引起气血不足的虚损病，女子可见月经稀少甚或闭经的病证。

【白话解】虚劳病是由于什么原因而引起的呢？七情内伤是一个很重要的病因，伤于七情多导致损伤肺、心、胃的上损证。对此，早在《内经》中就有过“二阳之病发心脾，有不得隐曲，女子不月”的记载，治疗可用补益心脾的归脾汤。

【原文】

下损①由，房帏迩②。扁鹊谓损其阴自下而上，一损肾、二损肝、三损脾，过于脾则不可治。其说本于《内经》：五脏主藏精也，不可伤，伤则失守而无气，无气则死矣。按：精生于五脏而统司于肾，如色欲过度，则积伤而下损；至于失守无气，则下极而上矣。

伤元阳③，亏肾水④。肾气，即元阳也。元阳伤，为困倦、食少、便溏、腰痛、阳痿等症。肾水，即元阴也。元阴亏，为蒸热、咳嗽、吐血、便血、遗精、喉痛、口疮、齿牙浮动等症。

肾水亏，六味拟。六味地黄丸为补肾水之主方，景岳左归饮、左归丸亦妙。推之三才汤、八仙长寿丸、都气丸、天王补心丹，皆可因证互服。

元阳伤，八味使。崔氏肾气丸，后人为八味地黄丸。立方之意，原为暖肾逐水，非补养元气。明·薛立斋及赵养葵始用以温补命火，时医遂奉为温补肾命之主方。景岳右归饮、右归丸皆本诸此。如火未大衰者，以还少丹代之；阳虚极者宜近效白术汤。

各医书，伎[5]止此。苦寒败胃及辛热耗阴，固无论已。即六味、归脾，何尝非流俗之套法。

【提要】本段论述下损（肝脾肾虚损）的成因、病机和治疗。

【注释】

①下损：是指肾、肝、脾的虚损病。《难经》说："损其阴自下而上，一损肾（遗精、闭经），二损肝（胁痛），三损脾（胀、泻），四损心（惊悸、不寐），五损肺（喘咳）"。并指出："自下而损者，过于脾不可治。"

②房帏迩：帏，指帐子，如床帏、窗帏等。迩，是近的意思。房帏迩，指房室过度。

③伤元阳：元阳即肾阳，又有真阳、真火之称。肾阳是人体阳热的源泉，肾所藏之阴精均需肾阳的温养才能发挥其滋养体内各脏腑组织器官和繁衍后代的作用，特别是后天脾胃之火须得肾阳之温煦才能更好地发挥其运化作用。肾主一身之阳，肾阳不足则一身阳气皆虚，主要症状有身寒、怕冷、四肢末梢不温、滑精、阳痿、夜尿频等，甚则肾阳虚衰，更见精神萎靡，腰膝冷痛，五更泄泻，或水肿，脉沉迟微弱等。

④亏肾水：肾水指肾脏本身的阴液（包括肾精），又称肾阴、元阴、真水等。如肾水不足，则肾阳就失其涵养，可出现相对阳亢的相火妄动之证，如骨蒸劳热、五心烦热、咳嗽、盗汗、吐血、口干咽痛、遗精等症状。

⑤伎：同技。

【白话解】下损病证的出现，多由于房劳过度所致，房劳过度的后果常常会使肾中的元阳元阴受损。如伤损以肾阴为主，可用六味地黄丸治疗，也可用张景岳的左归饮。如伤损以肾阳为主，就应使用八味地黄丸，或右归饮。在各种医学书籍中，治疗虚劳病的大法，至今还停留在这个水平上。

【解析】关于虚损病分为上损、下损，源自《难经》。其十四难对虚损病的虚损程度及证候演变作了阐述：一损损于皮毛，皮聚而毛落；二损损于血脉，血脉虚少，不能荣于五脏六腑也；三损损于肌肉，肌肉消瘦，饮食不能为肌肤；四损损于筋，筋缓不能自收持；五损损于骨，骨痿不能起于床。反此者，至脉之病也。从上下者，骨痿不能起于床者死；从下上者，皮聚而毛落者死。这实际上是指出虚劳病的病势演变，自上而下为肺→心→脾→肝→肾；自下而上则相反。后世许多医家论虚劳分上损、中损、下损，辨自上而下或自下而上的虚损之异，皆渊于此。

【原文】

甘药[①]**调，回生理**。扁鹊云：针药莫治者，调以甘药。仲景因之。喻嘉言曰：寿命之本，积精自刚；然精生于谷，谷入少则不能生血，血少则不能化精。《内经》云：精不足者，补之以味。味者，五谷之味也，补以味而节其劳，则积贮渐富，大命不倾也。

建中汤，金匮轨。小建中汤及加黄芪、加人参、加当归、加白术等汤，皆急建其中气，俾饮食增而津液旺，以至充血生精，而复其真阴之不足。但用稼穑作甘之本味，而酸辛苦咸在所不用，盖舍此别无良法也。按炙甘草汤即此汤化为润剂，喻氏清燥汤即此汤化为凉剂。

【提要】本段论述治疗虚劳病的用药原则，即宜用甘味的药来补虚。

【注释】

①甘药：中药药味分为五味，即辛、甘、酸、苦、咸。甘味的药物具有补益、和中、缓急的作用。一般用于治疗虚损病证的滋补强壮药，如党参、熟地黄、黄芪等；和中缓急、调理药性的药物如甘草、饴糖等皆具甘味。

【白话解】根据“虚者补之”“劳者温之”的治疗原则，调治虚劳病证应用稼穑作甘之本味，急建中气，这是治疗虚劳挽回生命的根本办法。《金匮要略》所载的小建中汤就是温中补虚，和里缓急的典型方剂。

【原文】

薯蓣①丸，风气②弭③。《金匮》薯蓣丸。自注云:

治虚劳诸不足，风气百疾。

䗪虫丸，干血[④]**已**。《金匮》大黄䗪虫丸。自注：治五劳诸伤，内有干血，肌肤甲错。

二神方，能起死。尤在泾云：风气不去，则足以贼正气而生长不荣，以薯蓣丸为要方。干血不去，则足以留新血而灌溉不周，以䗪虫丸为上剂。今之医辈，能梦见此二方否？

【注释】

①薯蓣：即山药。性味甘平，具有补脾胃，益肺肾的功效。

②风气：指虚劳病人外感风邪。

③弭（mǐ）：平息，此处作痊愈讲。

④干血：即干血劳，虚劳证候之一。多见于妇女，主要症状有面目黯黑，血亏液枯，肌肤枯干而粗糙，肌肉消瘦，骨蒸潮热，盗汗，口干颧红，头痛易惊，月经涩少或经水久闭。此证是由于血枯血热，积久不愈，肝肾亏损，新血难生所致。

【白话解】薯蓣丸可用于治疗虚劳不足，抵抗力薄弱，复受风邪侵袭所致的疾病。大黄䗪虫丸可治干血致虚的劳伤，张仲景在《金匮要略》

中首次阐发了干血致虚的病因病机，并创立了化瘀生新的大黄䗪虫丸方剂，对后世启迪很大。薯蓣丸和大黄䗪虫丸这两张方子对于治疗虚劳外感和干血劳病是具有起死回生的奇功的。

【解析】虚劳是以脏腑元气亏损，精血不足为主要病理过程的一类慢性虚衰性病证的总称。常因禀赋不足，后天失调，体质薄弱，或诸病失治，病久失养，或积劳内伤，形神过耗，渐至元气亏损，精血虚少，脏腑功能衰退，气血生化不足所致。本病临床表现复杂，可因虚损之部位、性质及其轻重不同，而出现不同的证候和传变过程，但总以病势缠绵，诸虚不足为特点。虚劳病程中常形成五脏交亏、相互传变的病机变化，但以脾肾为主导环节。治疗上除应注意脏腑病位，阴阳气血，标本顺逆外，尤其应重视调理脾胃，根据病情的轻重，病势的缓急，给予不同的补法。

附方

1. *归脾汤*　此方为补养后天第一药。

药物：炙黄芪三钱，人参、白术（蒸）、枣仁（炒黑）、当归身、龙眼肉、茯神各二钱，木香五分，炙甘草一钱，远志五分去心。

用法：水三杯，煎八分，温服。

2. 六味地黄丸　壮水之主，以制阳光。凡一切吐血、下血、咳嗽、不眠、骨蒸、遗精、淋浊，属于阴虚者，无不统治之。

药物：熟地八两，山萸肉、怀山药各四两，丹皮、茯苓、泽泻各三两。

用法：研末，炼蜜为丸，如桐子大，晒干。每服三钱，淡盐汤送下，一日两服。

3. 八味地黄丸　益火之源，以消阴翳。治腰膝无力，饮食不进，肿胀疝瘕，阳痿、遗精、带浊，属于元阳虚者，无不统治之。

药物：即六味丸加附子、肉桂各一两。

用法：本方减两为钱，水煎服，名八味汤。

4. 小建中汤　仲景此方为治虚劳第一方。

药物：生白芍三钱，桂枝一钱五分，炙甘草一钱。

用法：加生姜一钱五分，大枣二枚，水二杯，煎八分，入饴糖三钱五分烊服。

5. 金匮炙甘草汤　肺燥、肺痿、咽痛、脉代等症。

药物：生地四钱，桂枝木一钱，阿胶一钱五分，炙草二钱，人参一钱，麦冬二钱五分，枣仁（原方火麻仁）一钱五分。

用法：加生姜一钱，大枣二枚，水一杯，酒半杯，煎八分。

6. 喻嘉言清燥救肺汤　治燥气郁而成劳。

药物：桑叶（经霜者，去蒂）三钱，人参一钱，石膏（研）二钱三分，杏仁（去皮尖）一钱二分，甘草一钱二分，麦冬一钱，枇杷叶（去毛，蜜炙）一钱三分，黑芝麻（炒研）一钱五分。

用法：水二杯半，煎八方，热服。

7. 薯蓣丸　《金匮》治虚劳诸不足，风气百疾。

药物：薯蓣三十分，当归、桂枝、神曲、干地黄、豆黄卷各十分，甘草二十八分，人参、阿胶各七分，川芎、芍药、白术、麦冬、杏仁、防风各六分，柴胡、桔梗、茯苓各五分，干姜三分，白蔹二分，大枣百枚为膏。

用法：上二十一味，末之，炼蜜和丸如弹子大，空腹酒送服一丸。一百丸为剂。（编者注：分，去声。古以二钱半为一分）。

8. 大黄䗪虫丸　《金匮》治五劳虚极羸瘦，腹满不能饮食，食伤、忧伤、房室伤、饥伤、劳伤、经络荣卫伤，内有干血，肌肤甲错，目黯黑，缓中补虚。

药物：大黄（蒸）十分，黄芩二两，甘草三两，杏仁一升，芍药四两，桃仁一升，干漆二两，干地黄十两，虻虫一升，水蛭一百个，蛴螬一升，䗪虫半升。

用法：上十二味，末之，炼蜜丸如小豆大，酒送服五丸，每日三服。

四、咳嗽

【原文】

气上呛①，咳嗽②生。《内经》云：五脏六腑皆令人咳，不独肺也。然肺为气之市，诸气上逆于肺，则呛而咳。是咳嗽不止于肺而亦不离于肺也。

肺最重，胃非轻。《内经》虽分五脏诸咳，而所尤重者，在聚于胃关于肺六字。盖胃中水谷之气，不能如雾上蒸于肺，而转溉诸脏，只是留积于胃中，随热气而化为痰，随寒气而化为饮。胃中既为痰饮所滞，则输肺之气亦必不清，而为诸咳之患矣。

【提要】本段论述了咳嗽产生的原因，主要是由于外邪袭肺和内伤脏腑，病变传至肺脏，导致肺失宣降而成。

【注释】

①呛：气向上逆。

②咳嗽：咳嗽是肺系疾患的一个常见病证。无论外感还是内伤，凡导致肺失宣降时，均可使肺气上逆而引起咳嗽。金代著名医家刘河间在《素问病机气宜保命集·咳嗽论》中说："咳谓无痰而有声，肺气伤而不清也；嗽谓无声而有痰，脾湿动而为痰也；咳嗽谓有痰而有声，盖因伤于肺气，动于脾湿，咳而为嗽也。"指出了咳嗽与肺气、脾湿的关系，但究之临床，很难将二者截然分开，故一般均通称咳嗽。

【白话解】肺气上逆使人作呛，就会发生咳嗽。咳嗽的病变部位主要在肺，故以肺的症状为最重。无论是外邪侵袭，还是内伤脏腑病变传至肺脏，导致肺失宣降，均可引起咳嗽，故陈修园说："《内经》云五脏六腑皆令人咳，不独肺也。然肺为气之市，诸气上逆于肺，则呛而咳。是咳嗽不止于肺，而亦不离于肺也。”咳嗽除了与肺关系最为密切外，还与胃有关，《素问·咳论》说五脏六腑之咳“皆聚于胃，关于肺”。认为胃为五脏六腑之海，而肺主气为百脉之朝会，故脏腑受邪，必聚于胃，并循肺脉而影响于肺。

【原文】

肺如钟，撞则鸣。肺为脏腑之华盖，呼之则虚，吸之则满。只受得本然之正气，受不得外来之客气。客气干之，则呛而咳矣。亦只受得脏腑之清气，受不得脏腑之病气。病气干之，亦呛而咳矣。肺体属金，譬若钟然，一外一内，皆所以撞之使鸣也。

风寒入，外撞鸣。经云：微寒微咳。可见咳嗽多因于风寒也。风从皮毛而入于肺，寒从背俞而入于肺，皆主乎外也。后注虽言热、言湿、言燥，令不自行，亦必假风寒以为之帅也。

劳损积[1]，内撞鸣。劳伤、咳嗽，主乎内也。二者不治，至于咳嗽失音，是金破不鸣矣。

【提要】本段是对咳嗽虚实的分类。

【注释】

①劳损积：劳，泛指虚劳、劳瘵之类的疾病；损，指虚损病；积，指日积月累，经久不愈的各种疾病。劳损积，是泛指各种慢性虚损性疾病。

【白话解】“肺为脏腑之华盖……只受得本然之正气，受不得外来之客气。客气干之则呛而咳矣；亦只受得脏腑之清气，受不得脏腑之病气，病气干之，亦呛而咳矣。”（陈修园自注语）这就是说，无论外感还是内伤，凡肺脏受到不良刺激，都可产生咳嗽。肺体属金，就好像一口钟一样，受到撞击就会发生鸣响。若风寒外邪袭肺引起的咳嗽，就好像钟由外面撞响了一样；如果是由于慢性劳损病引起的咳嗽，就好像钟从里面撞响了似的。

【原文】

谁治外，六安①行②。六安煎虽无深义，却亦平稳。然外感诸咳，当辨风热、风燥二证。如冬时先伤非节之暖，复加风寒外遏，以致咳嗽、痰结、咽肿、身重、自汗、脉浮者，风热也，宜葳蕤汤辛润之剂，切勿辛热发散。而风燥一证，辨治尤难。盖燥为秋气，令不独行，必假风寒之威，而令乃振，咳乃发也。《内经》只言秋伤于湿，何也？以长夏受湿土郁蒸之气，随秋令收敛，伏于肺胃之间，直待秋深燥令大行，与湿不能相容，至冬而为咳嗽也。此证有肺燥、胃湿两难分解之势，唯《千金》麦门冬汤、五味子汤独得其秘，后人以敛散不分，燥润杂出弃之，昧之甚也。

谁治内，虚劳程③。宜于“虚劳门”择其对证之方。审是房劳伤精，则补精；审是思郁伤脾，则养神。

【提要】本段论述风寒咳嗽和虚劳咳嗽的具体治疗原则和用药。

【注释】

①六安：指六安煎，张景岳方。

②行：同类的意思。

③程：大法、原则。

【白话解】用什么方剂来治疗外感风寒所致的咳嗽呢？用六安煎这一类的方药即可；用什么方剂来治疗内伤咳嗽呢？那就应当按照治疗虚劳病的法则来选取适当的方药。

【解析】外感咳嗽多因外邪袭肺，肺失宣降所致，治疗应以祛邪为主，兼以宣肺止咳。风寒咳嗽治宜辛温发散，方用六安煎。风热咳嗽治宜疏风清热，方用桑菊饮。如原有内热，复受风寒，治宜辛润解表，方用葳蕤汤。燥邪伤肺治宜润肺止咳，温燥用桑杏汤、麦门冬汤；凉燥用止嗽散。内伤咳嗽，病程一般较长，虚证居多，有先病在肺而波及他脏，也有他脏先病传及于肺。治疗总以调理脏腑为主。正虚邪恋者，当祛邪止咳，兼以扶正；正虚为主者，当根据虚之所在而补之。至于虚劳咳嗽，乃是咳嗽病证中最为严重难治的一类，宜于虚劳门择其对症之方，审是房劳伤精则补精，审是思郁伤脾则养神。

【原文】

夹水气[①]，小龙平。柯韵伯治咳嗽，不论冬夏，不拘浅深，但是寒嗽，俱用小青龙汤多效。方中驱风散寒，解肌逐水，利肺暖肾，除痰定喘，攘外安内，各尽其妙。盖以肺家沉寒痼冷，非麻黄大将不能捣其巢穴，群药安能奏效哉。

【提要】本段论述内有停饮，又有风寒束表咳嗽的治法及方剂。

【注释】

①水气：指内有痰饮停留。

【白话解】夹水气的外感风寒咳嗽痰喘，其主要症状与风寒证相同，但见咳逆上气，胸闷气急，舌质淡红，苔薄白滑利，脉浮紧或弦滑，此证是由于风寒外束，内有停饮，肺失宣降所致，治疗除疏散风寒以解表邪外，还应温化寒饮以逐内患，攘外安内，方用小青龙汤加减。

【原文】

兼郁火[1]，小柴清。寒热往来咳嗽者，宜去人参、大枣、生姜，加干姜、五味治之。

【提要】本段论述咳嗽兼肝郁化火证的治法及方剂。

【注释】

①郁火：肝气不疏，郁而化火，症见口苦咽干，胸胁胀痛不舒。

【白话解】若咳嗽兼有郁火的，可用小柴胡汤加减清热解郁。

【原文】

姜细味，一齐烹[1]。《金匮》治痰饮咳嗽，不外小青龙汤加减。方中诸味，皆可去取，唯细辛、干姜、五味不肯轻去。即面热如醉，加大黄以清胃热，及加石膏、杏仁之类，总不去此三味，学者不可不深思其故也。徐忠可《金匮辨注》有论。

长沙法，细而精。《金匮》痰饮咳嗽治法，宜熟读之。

【提要】本段论述了张仲景治疗痰饮咳嗽时常用干姜、细辛、五味子三味药，这一现象是十分值得重视和研究的。

【注释】

①烹：煎、熬。

【白话解】《金匮要略》治痰饮咳嗽，不外小青龙汤之类，方中各药，都可随症加减，唯有细辛、干姜、五味子三味药物不肯轻去，这一现象其中必有奥秘之处。张仲景治疗痰饮咳嗽的大法与方药是十分精细的。

附方

1. 六安煎　景岳。治外感咳嗽。

药物：半夏二钱，陈皮一钱五分，茯苓二钱，甘草一钱，杏仁（去皮）二钱，白芥子（炒研）一钱。

用法：加生姜七片，水煎服。

2. 小青龙汤　治一切咳嗽。

药物：麻黄（去根节）、白芍、干姜（不炒）、甘草、桂枝各二钱，半夏三钱，五味子一钱，细辛八分。

用法：水三杯半，先煮麻黄至二杯半，去沫，纳诸药，煎八分，温服。方中随寒热虚实加减。唯细辛、干姜、五味三药不去，读《金匮》者自知。

3. 加减小柴胡汤　治发热咳嗽。

药物：柴胡四钱，半夏二钱，黄芩、炙甘草各一钱五分，干姜一钱，五味子八分。

用法：水二杯半，煎一杯半，去滓，再煎八分，温服，一日二服。

4. 五味子汤　治伤燥咳唾中有血，牵引胸胁痛，皮肤干枯。

药物：五味子（研）五分，桔梗、甘草、紫菀茸、续断、竹茹、桑根皮各一钱，生地黄二钱，赤小豆一撮。

用法：上九味，水煎空心服。

5. 麦门冬汤　治大病后火热乘肺，咳唾有血，胸膈胀满，上气羸瘦，五心烦热，渴而便秘。

药物：麦门冬二钱，桔梗、桑根皮、半夏、生地黄、紫菀、竹茹各一钱，麻黄七分，炙甘草五分，五味子（研）十粒，生姜一片。

用法：上十一味，水煎，空心服。

五、疟疾

【原文】

疟[①]为病，属少阳[②]。少阳为半表半里，邪居其界。入与阴争则寒，出与阳争则热。争则病作，息则病止，止后其邪仍据于少阳之经。

寒与热，若回翔。寒热必应期而至。

【提要】本段论述疟疾的辨证和主要症状。

【注释】

①疟：即疟疾，是由于疟邪、瘴毒或风寒暑湿之气侵袭人体，伏于少阳，出入营卫，正邪相争，表现出以毛孔粟起，寒战鼓颔，寒罢则一身壮热，体若燔炭，头痛，烦渴，而后汗出，热退身凉，如此寒热往来，反复发作，间日一作或一日一发，或三四日发为临床特征的疾病。

②少阳：经脉名称，其位置在半表半里，居

于太阳和阳明之间。少阳病的典型症状是寒热往来，口苦、咽干、目眩、胸胁苦满等。

【白话解】疟疾是属于半表半里的少阳经的病证。它的临床症状常常是先冷一阵后热一阵，冷时“汤火不能温”，热时“冰水不能寒”，这种寒热往来就好像鸟儿在空中盘旋一样飞来飞去，循环往复。

【解析】关于疟疾寒热往来的发生机制，中医学认为，当疟邪、瘴毒等致病邪气侵入人体后，伏于半表半里的少阳之界，出入营卫之间，入与阴争则恶寒，出与阳争则发热，正邪交争则寒热往来。若正邪相离，邪气藏伏，不与正相争，则寒热休止。

【原文】

日一发，亦无伤。邪浅则一日一作，邪深则二日一作。

三日作，势猖狂。疟三日一作，时医名三阴疟，留连难愈。

【提要】本段论述一日疟和三日疟有邪气轻重的不同。

【白话解】如果疟疾一日发作一次，说明邪浅病势轻；若邪深病重，则二日、三日甚则四日发作一次。

【解析】本段论述了关于疟疾发作的时间与病情轻重的关系。疟疾根据发作间隔的时间可分为一日疟、间日疟、三日疟等。对于这种差异的产生，中医学认为，邪在阳分病浅则发作日早，邪陷阴分病深则发作日迟，如明·李梃说："阳为腑邪浅，与荣卫并行，一日一发；阴为脏邪深，横连募原，不能与正气并行，故间日蓄积乃发，或三四日一发。"（《医学入门·暑类·疟》）

【原文】

治之法，小柴方①。以小柴胡汤为主。初起，俗忌人参，姑从俗而去之，加青皮一钱。

热偏盛，加清凉。小柴胡汤加知母、天花粉、石膏、黄连之类，随宜择用。

寒偏重，加桂姜。加干姜、桂枝，甚者加附子、肉桂。

邪气盛，去参良。身热者，小柴胡汤去人参加桂枝一钱。服后食热粥，温覆取微汗。

常山②**入，力倍强**。小柴胡汤加常山二三钱。

俗云邪未净不可用常山以截之。不知常山非截邪之品，乃驱邪外出之品。仲景用其苗，名曰蜀漆。

【注释】

①小柴方：即小柴胡汤，为治疗正疟的代表方。

②常山：是一味具有长期应用历史的抗疟中药，性味苦、辛、微温，有小毒。它的主要功能为截疟。

【白话解】治疗正疟（典型疟疾），小柴胡汤是一般常规首选的方剂。如果发作时以热偏盛，可在此方中加入清凉性的药物，如知母、天花粉、石膏之类；如发作时以寒偏重，则可加入桂枝、干姜等温热性药物。如邪气太盛，患者正气尚足，则应去人参加常山 6 ~ 9g，可使驱邪力量倍增。

【原文】

大虚者，独参汤。虚人久疟不愈，以人参一两、生姜五钱，水煎，五更服极效。贫者，以白术一两代之，热多者以当归代之。

单寒牝[1]**，理中匡**[2]。单寒无热名曰牝疟，宜附子理中汤加柴胡治之。

单热瘅[3]，白虎详。单热无寒，名曰瘅疟；或先热后寒，名曰热疟，俱宜以白虎汤加桂枝治之。时医以六味汤加柴胡、芍药治之。

【提要】此二段论述了疟疾的具体治疗方药及加减法。

【注释】

①牝（pìn）：雌性的、阴性的。牝疟，以发作时寒战较重，甚或但寒无热，面色淡白，脉沉迟为特征。多因元阳素虚或痰饮内伏所致。

②匡：救治、扶助。

③瘅（dàn）：热气盛的意思。故瘅疟又称温疟，以发作时但热不寒、烦躁气粗、胸闷欲呕、舌红苔黄、脉弦数为特征。多因素体阳盛或暑邪内蕴、里热炽盛所致。

【白话解】对于正气十分虚弱的疟疾患者，需用独参汤来大补元气，以提高增强抗病能力。对于只发冷不发热的牝疟，可用理中汤加附子、柴胡治疗。如果是仅发热不发冷的瘅疟，治疗宜用白虎汤加桂枝。

【解析】牝疟、瘅疟等的产生，多由于体质差异或兼感时令邪气所致。一般来说，感受疟邪而不兼感时令邪气，多表现为正疟。如素体阳盛，暑邪内蕴，则形成瘅疟。素体阳虚，内有停饮或复感寒气，则发为牝疟。此外，还可因患者体质差异或兼夹因素的不同，形成其他证型的疟疾，如湿疟、劳疟、疟母等。寒热不同，治法不同。

【原文】

法外法①**，辨微茫**②。以上皆前医之成法。更法外有法，不可不辨而治之。

消阴翳，制阳光③。热之不热，是无火也；益火之源，以消阴翳。寒之不寒，是无水也；壮水之主，以制阳光。

太仆④**注，慎勿忘**。王太仆消阴制阳等注，千古不刊之论。赵养葵遵之，以八味丸益火之源，六味丸壮水之主，久疟多以此法收功。

【提要】此段论述除了治疟的常规方药，以及一些其他治法，对一些阳虚或阴虚疟疾的治疗，应仔细研读王冰的注释，按照阳虚温阳、阴虚滋阴去治疗。

【注释】

①法外法：指那些常规治法以外的其他疗法。

②微茫：模糊不清的意思。

③消阴翳，制阳光：翳，遮蔽的意思。阴翳，即阴云，比喻一派阴寒之象。阳光：炎热的日光，比喻一派阴虚火热之象。语出王冰《注黄帝素问》："热之不热，是无火也，益火之源以消阴翳；寒之不寒，是无水也，壮水之主以制阳光。"指出了阴虚热证、阳虚寒证的治疗原则。原文的意思是，寒证用温热药治疗后仍寒气不除，说明不是实寒，而是命门之火不足的虚寒证，治疗应用温补肾阳的药物来补益火的源泉，以消除阳虚阴寒之象；热证用寒凉药物治疗后热象仍不除，说明不是实热，而是体内阴液干涸的缘故，治疗应用滋养肾阴的药物来壮水之主，以制约阴虚火旺的阳光。

④太仆：即王冰，曾官太仆令，故又尊称为王太仆，号启玄子。王氏认为《素问》的"世本纰缪，篇目重叠，前后不伦，文义悬隔"，乃"精勤博访，历十二年""兼旧藏之卷，合八十一篇"，于公元 762 年撰成《注黄帝素问》二十四卷，是继全元起注《黄帝素问》后又一次整理注释，世称《次注黄帝素问》。在《次注》中，王冰作了

不少发挥，对中医学的继承和发展有很大贡献。

【白话解】以上列举了一些治疗疟疾的常用方药。此外，还有一些其他疗法，应根据具体情况深入仔细地进行辨治。特别是对于一些阴虚火旺、阳虚阴盛的病证，尤要注意辨清虚实，分别用滋补肾水和温补命火的方法治疗，勿犯虚虚实实之戒。对于这个问题，王冰在《次注黄帝素问》一书中已有极精辟的注解，医者要时刻慎记在心，切勿遗忘。

附方

1. 小柴胡汤　一切疟病俱治。

药物：柴胡四钱，人参、黄芩、炙甘草、生姜各一钱，半夏二钱，大枣二枚。

用法：水二盅，煎一盅，去滓，再煎八分，温服，一日夜作三服。

2. 独参汤

药物：人参一两，生姜五钱。

用法：水煎，五更服极效。

3. 理中丸汤

药物：人参、白术、干姜、甘草各三两。

用法：共研末，蜜丸如鸡子黄大，研碎以沸

汤服一丸，日三四服。服后啜热粥，以腹热为度。或用各三钱，水三盅，煎八分，服后啜热粥。

4. 白虎汤

药物：石膏（碎、绵裹）八钱，知母三钱，炙甘草一钱，粳米四钱。

用法：水三杯，煎一杯，温服。

六、痢证

【原文】

湿热伤，赤白痢[①]。王损庵论痢，专主湿热。其症里急后重，腹痛，欲便不便，脓血秽浊，或白或赤，或赤白相半。

热胜湿，赤痢[②]**渍**。胃为多气多血之海。热，阳邪也。热胜于湿，则伤胃之血分而为赤痢。

湿胜热，白痢[③]**坠**。湿，阴邪也。湿胜于热，则伤胃之气分而为白痢。赤白相半，则为气血两伤。

调行箴[④]**，须切记**。行血，则脓血自愈。调气，则后重自除。此四句为治初痢之格言，须切记之。

【提要】本段谈痢疾的分类。

【注释】

①赤白痢：下痢脓血混杂，赤白相间。

②赤痢：下痢色红，以血为主。

③白痢：下痢色白，以脓或白色黏冻为主。

④箴：箴言，劝告之语。

【白话解】痢疾是以腹痛，里急后重，便次增多，下痢赤白脓血为主要症状的疾病。这种病的形成原因多为饮食不洁，感受了湿热邪气，积于肠中而成。湿为阴邪伤在气分，湿阻气机，临床可见后重下坠；热为阳邪伤在血分，热伤血络，所以下利以血为主，临床常以泻下物的颜色判别湿热的轻重和在气在血。湿热并重，下痢赤白；热重于湿，赤多白少；湿重于热，白多赤少。治疗痢疾的基本原则是“调气行血”。“行血，则脓血自愈，调气，则后重自除。”对此，必须切记在心。

【原文】

芍药汤，热盛饵①。芍药汤调气行血，虽为初痢之总方，究竟宜于热证。

平胃加，寒湿试。寒湿泻痢初起者，以平胃散加干姜、泽泻、猪苓、木香治之。久而不愈，送下香连丸。

【提要】本段论述湿热痢和寒湿痢的治疗。

【注释】

①饵：药饵。此处当服用讲。

【白话解】痢疾可因所感邪气的不同和患者体质的差异分为多种证型，临床最常见的是分为湿热和寒湿两大类。芍药汤调气行血，是治痢疾的主方，但更适于热邪较重的湿热痢疾。寒湿痢多由感受寒湿邪气或素体虚寒而成，治疗可用平胃散加味，以燥湿运脾，行气和胃。

【原文】

热不休，死不治①。方书云：痢证发热不休者，不治。

痢门方，皆所忌。凡痢证初起即发热，非肌表有邪，即经络不和，温散而调营卫，外邪一解，痢亦松去。若概以为热，开手即用痢门套方，多有陷入变剧者。

桂葛②**投，鼓邪出。**时医有发汗之戒，以其无外证而妄汗之也。若头痛、发热、恶寒，有汗宜用桂枝汤法，无汗宜用葛根汤法，鼓邪外出，然后治其痢。

外疏通，内畅遂。此二句是解所以发汗之故也。张飞畴云：当归四逆汤治痢极效。若发热而呕者，小柴胡汤、葛根黄连黄芩甘草汤。口渴下重者，白头翁汤如神。

【提要】本段论述痢疾夹有表证者应先解表的治疗原则和具体用药。

【注释】

①热不休，死不治：凡痢疾初起即发热，不是肌表有邪，就是经络不和。对于这种夹有表证的痢疾治疗应先发散解表，外邪一解，痢证也就减轻了。如果先泻其热，往往会使毒邪内陷，病情转剧，甚至导致“死不治”。

②桂葛：即桂枝汤和葛根汤，均为《伤寒论》太阳病的治疗方剂，可发汗解肌，鼓邪外出。

【白话解】痢疾初起如见发热不停，往往是夹有表邪的缘故。有表证当先解表，所以一般治疗痢疾的方剂，这时都不宜使用。应先投桂枝汤或葛根汤，鼓邪外出，如此可使病邪从表而解，在内的病邪也就可因此而减轻。

【原文】

嘉言书，独得秘。喻嘉言《医门法律》中，议论甚见透彻。

寓意[1]**存，补金匮。**喻嘉言《寓意草》中，如麻黄附子细辛汤及人参败毒散等案，却能补《金匮》所未及。

【提要】本段论述喻嘉言治疗痢疾的用药经验。

【注释】

①寓意：指《寓意草》，清·喻昌所撰。全书收辑以内科杂病为主的疑难治案 60 余则。书中载有喻氏使用人参败毒散等解表方剂治疗痢疾的经验。

【白话解】对于痢疾夹表证的治疗，清代医家喻嘉言有深入的研究和丰富的治验。在他的著作《寓意草》中，记载了用人参败毒散等解表方剂治疗痢疾的验案，可以此补充《金匮要略》对痢疾治法的不足。

【解析】痢疾与泄泻的症状多相近似，且其

病因也大致相同，所以两病极易混淆，临证应注意鉴别。在症状方面，两病虽都有便次增加，但痢疾以下利赤白黏冻脓血，里急后重，便后不爽为特点，而泄泻以大便溏薄、泻下爽利，或如稀水，完谷不化，甚至滑脱不禁为特征。在病机方面，两病虽都可有新病旧病、虚实寒热之分，也皆可涉及肝、脾、肾诸脏，然而泄泻的病机特点在于运化失常，清浊不分，关键在脾胃功能障碍；痢疾则以肠有壅滞之邪，与凝滞之气血相胶结，而成滞下为特点，关键在肠中邪滞。正如张景岳所说："泻由水谷不分，出于中焦；痢以脂血伤败，病在下焦。"

附方

1. 芍药汤　行血，则脓血自愈；调气，则后重自除。三日内俱可服。

药物：白芍、当归各二钱半，黄连、黄芩各一钱二分，肉桂四分，槟榔一钱，木香六分，甘草六分，大黄（虚人不用）一钱，厚朴一钱，炙枳壳一钱，青皮五分。

用法：水二杯，煎八分，温服。

2. 平胃散　治一切饮食停滞。

药物：苍术、厚朴（炒）、陈皮各二钱，甘

草一钱。

用法：加生姜五片，水二杯，煎八分服。

3. 桂枝汤　方见本书“二十二、伤寒、瘟疫”。

4. 葛根汤

药物：葛根四钱，麻黄三钱，生姜三钱，甘草二钱，桂枝二钱，大枣四枚，白芍二钱。

用法：水三盅半，先煎麻黄、葛根至一杯，去末，入诸药，煎至八分，温服。微似汗，不须啜粥。

5. 人参败毒散

药物：羌活、独活、前胡各一钱，甘草一分，柴胡、川芎、枳壳、茯苓、桔梗、人参各一钱。

用法：水二杯，加生姜三片，煎七分服。

七、心腹痛、胸痹

【原文】

心胃疼[①]**，有九种**。真心痛不治。今所云心痛者，皆心包络及胃脘痛也。共有九种，宜细辨之。

辨虚实，明轻重。虚者喜按，得食则止，脉无力。

实者拒按，得食愈痛，脉有力。二证各有轻重。

痛不通，气血壅[②]。痛则不通，气血壅滞也。

通不痛，调和奉。通则不痛，气血调和也。高士宗云：通之之法，各有不同。调气以和血，调血以和气，通也。上逆者使之下行，中结者使之旁达，亦通也。虚者助之使通，寒者温之使通，无非通之之法也。若必以下泄为通，则妄矣。

【提要】本段论述心胃部位发生疼痛的九种原因。

【注释】

①心胃疼，有九种：心胃泛指心胸脘腹部位。这个部位的疼痛按病因分类有九种，即虫痛、注痛、气痛、血痛、悸痛、食痛、饮痛、冷痛、热痛。

②壅：堵塞、滞塞的意思。

【白话解】心胸脘腹部位的疼痛，按病因分类有九种。临证时必须详细辨别它们的虚实、明了它们的轻重。中医学认为疼痛的产生虽有虚实寒热等的不同，但都不外乎气血滞塞不通这个总的病机，如果气血通畅就不会产生疼痛，所以，欲要预防或治疗疼痛，就应该遵守和奉行“和调气血”这个原则。

【解析】引起心胃部位疼痛的原因很多，远远不止九种。心胃疼痛作为一种症状，发生的诸多原因，从病因上粗分可有外感、内伤两大类；从病理变化上分又有属寒、属热、属虚、属实之别，所以涉及面相当广泛，正如张景岳所说：“痛有虚实，凡三焦痛证，唯食滞、寒滞、气滞最多，其有因虫、因火、因痰、因血者，皆能作痛。”本章所述的九种，并没有囊括全部，例如心胸部疼痛比较多见的还有真心痛，疼痛时伴发身冷肢厥，手足发青，疼痛掣背等。故临证时应具体问题具体分析，不要拘泥这九种痛。

【原文】

一虫痛①，乌梅圆。虫痛，时痛时止，唇舌上有白花点，得食愈痛。虫为厥阴风木之化，宜乌梅丸。

二注痛②，苏合研。入山林古庙及见非常之物，脉乍大乍小，两手若出两人，宜苏合丸，研而灌之。

【提要】本段谈了虫痛、注痛的治疗方药。

【注释】

①虫痛：是指胃肠中寄生虫所致的疼痛。疼痛以时作时止，甚则吐泻蛔虫，痛后饮食如常为

特点，常伴内热烦躁，小儿可见嗜食异物，唇舌上可见小白点。如虫过多，还可形成虫积，症见面色乍赤乍白乍青，消瘦，肚大青筋暴露。

②注痛：《诸病源候论·食注候》说："注者，住也。言其病连滞停住，死又注易旁人也。"所以，注，有传染的意思。如尸注、殃注、食注等。"注痛"系入山林古庙古墓及感一切异气而痛，注痛除有心腹痛外，还伴有神志不清、言语错乱、肢厥、口噤不开，两手脉象不一致，乍大乍小等症状。

【白话解】心腹疼痛的第一种是虫扰作痛，治疗可用温脏安蛔的乌梅丸。第二种是注痛，多因感受了山林古墓等地的秽浊不正之气，蒙蔽心窍所致，可用《局方》苏合香丸治疗，以芳香开窍除秽，行气止痛。

【原文】

三气痛[1]，香苏专。因大怒及七情之气作痛，宜香苏饮加延胡索二钱，七气汤亦妙。又方，用百合一两、乌药三钱，水煎服。

四血痛[2]，失笑先。瘀血作痛，痛如刀割，或有积块，脉涩，大便黑，宜桃仁承气汤、失笑散。

【提要】本段论述了气痛、血痛的治疗方药。

【注释】

①气痛：因大怒及七情忧郁，气滞不舒等原因所致的疼痛，多见于胸胁少腹等部位，以胀痛，痛随情绪变化而增减为特征。

②血痛：即瘀血引起的疼痛。瘀血本是一种病理产物，但它又可以作为一种病因作用于人体，阻塞脉络，致使气血不通而发生疼痛。多见于外伤后瘀血未能消散、慢性胃肠疾患、妇女月经不调、妊娠病、产后瘀血停留及瘕积聚等病证。疼痛以痛处固定不移，痛如刀割针刺为特征，并伴有瘀血阻络，血不归经而出血和新血不生机体失荣等症状。

【白话解】第三种是气滞作痛，根据“气顺则痛止”的治疗法则，可选用疏肝理气、解郁止痛的香苏饮、七气汤、百合汤等方药加减治疗。第四种是瘀血作痛，可用活血化瘀、散结止痛的失笑散、桃仁承气汤等方药来治疗。

【原文】

五悸痛，妙香诠[1]。悸痛，即虚痛也。痛有作止，喜按，得食稍止，脉虚弱，宜妙香散或理中汤加肉桂、木香主之。

六食痛[②]，平胃煎。食积而痛，嗳腐吞酸，其痛有一条杠起者，宜平胃散加山楂、谷芽主之。伤酒，再加葛根三钱、砂仁一钱。然新伤吐之、久伤下之为正法。

【**提要**】本段论述了悸痛、食痛的治疗方药。

【**注释**】

①诠：这里当适宜讲。

②食痛：指由于饮食不节或不洁所导致的脘腹疼痛。主要脉症为消化不良、嗳气吞酸、矢气腐臭、粪如败卵，胃脘部胀满，疼痛拒按，脉滑实有力。

【**白话解**】第五是悸痛，属于不荣则痛范围。“虚则补之”，治疗应从温补入手，可用温补中焦、调气止痛的妙香散或理中汤加肉桂、木香治疗。

第六是食滞作痛。饮食失宜所致的疼痛一般列入实证范围，积去则痛止，治疗以消食化滞为重点，邪去正自安，可选用平胃散加山楂、谷芽，也可用保和丸加味或枳实导滞丸等。

【原文】

七饮痛[①]，二陈咽[②]。停饮作痛，时吐清水，或胁下有水声，宜二陈汤加白术、泽泻主之。甚者，十枣汤之类，亦可暂服。

八冷痛[③]，理中全。冷痛，身凉、脉细、口中和，宜理中汤加附子、肉桂主之。兼呕者，吴茱萸汤主之。

【注释】

①饮痛：指停饮作痛。胸腹部的饮痛因水饮停留部位和症状的不同而有不同名称，如“水走肠间，沥沥有声”的痰饮；“饮后水停胁下，咳唾引痛”的悬饮等等。饮痛的主要症状是疼痛伴有时吐清水，或肠间胁下有水声。

②咽：服用。

③冷痛：即因寒作痛。寒邪主收引、主凝滞、主痛，故无论外受寒邪，还是内伤脾胃虚寒，都可出现疼痛症状。外感寒邪或过食生冷，寒积于中的实寒证往往起病急骤，疼痛剧烈，得热则痛减；虚寒证的疼痛往往不甚剧烈，多为隐隐作痛，绵绵不断，喜暖喜按，并伴有阳气虚的常见症状。

【白话解】第七为饮痛，对其治疗可用燥湿化痰、理气和中的二陈汤加白术、泽泻等。如停饮严重，应先治其标，可用十枣汤之类暂服，或用利小便的方法使水饮从小便而去，方用五苓散等。

第八是冷痛，以虚寒证多见，由脾胃虚寒所致可用理中汤加附子、肉桂治疗；如果兼有呕吐可用吴茱萸汤温中补虚，降逆止呕。

【原文】

九热痛①**，金铃痊**②。热痛，身热、脉数、口中热，宜金铃子、延胡索各二两，研末，黄酒送下二钱。名金铃子散，甚效。如热甚者，用黄连、栀子之类，入生姜汁治之。

【提要】以上论述了饮痛、冷痛、热痛的治疗方药。

【注释】

①热痛：因热作痛，多由热结火郁，胃失通降所致，以实热证多见，常伴有身热口渴喜冷饮，溲赤便结，脉数苔黄等症状。

②痊：病愈。

【白话解】第九是因热作痛，可用行气泻火止痛的金铃子散治疗，如果热很重，可加用黄连、栀子等清热泻火药，这样治疗，就能痊愈。

【原文】

腹中痛，照诸篇。脐上属太阴，中脐属少阴，脐下属厥阴，两胁属少阳，厥阴之交界地面，宜分治之，然其大意，与上相同。

金匮法，可回天①。《金匮要略》中诸议论，皆死证求生之法。

诸方论②**，要拳拳**③。《中庸》云：得一善则拳拳服膺，而弗失之矣。腹满痛而下利者，虚也。吐泻而痛，太阴证也，宜理中汤；雷鸣、切痛、呕吐者，寒气也，宜附子粳米汤。此以下利而知其虚也。胸满痛而大便闭者，实也。闭痛而不发热者，宜厚朴三物汤专攻其里；闭痛而兼发热者，宜厚朴七物汤兼通表里；闭痛、发热、痛连胁下、脉紧弦者，宜大黄附子汤温下并行，此以便闭而知其实也。若绕脐疼痛，名寒疝，乌头煎之峻，不敢遽用，而当归生姜羊肉汤之妙，更不可不讲也。

【提要】本段论述了治疗腹痛应参考《金匮要略·腹满寒疝宿食病脉证并治篇》中所记载的理论和方剂。

【注释】

①回天：是指治愈疾病，挽救生命的意思。

②诸方论：指《金匮要略·腹满寒疝宿食病脉证并治篇》中所记载的理论和方剂。

③拳拳：遵守不渝的意思。

【白话解】腹中疼痛，应按照张仲景的著作中有关治疗腹痛的各篇方论分别处理。在《金匮要略》的许多篇章中都论及了腹痛的症状及治疗方法，还有“胸痹心痛短气”“腹满寒疝宿食”等论胸腹诸痛的专篇，其中载有许多卓然有效的方剂，可在临证时酌情选用。但最根本的办法还是应学习和掌握张仲景的辨证论治体系，以灵活准确地辨治各种疾病，对此，我们应遵守不渝。

【原文】

又胸痹[1]，非偶然。胸膺之上，人身之太空也。宗气积于此，非偶然也。

薤白酒，妙转旋。瓜蒌薤白白酒汤或加半夏或加枳实、薤白桂枝汤之类，皆转旋妙用。

虚寒者[2]，建中填。心胸大寒，痛呕不能饮食，寒气上冲，有头足，不可触近，宜大建中汤主之。上中二焦，为寒邪所痹，故以参姜启上焦之阳，合饴糖以建立中气，而又加椒性之下行，降逆上之气，复下焦之阳，为补药主方。

【提要】本段论述了上焦阳虚和中焦虚寒所致胸痹的治疗方药。

【注释】

①胸痹：指心胸部位疼痛、胀满、气塞，心痛彻背、并伴喘息上气等症状的病证。形成原因主要是上焦阳虚，阴邪上逆，闭塞清旷之区，阳气不通所致。

②虚寒者：指虚寒性的心腹部疼痛，症见心胸中大寒痛，不能饮食，寒气上冲，不可触近。

【白话解】又有胸痹疼痛一症，它的发生绝不是偶然的。主要是由于上焦阳虚，阴邪闭塞胸阳所致，治疗可用瓜蒌薤白白酒汤加味，以辛温通阳宣痹止痛，有扭转病情的妙用。如心腹部疼痛是由中焦虚寒，寒气冲逆所致，可用大建中汤以祛寒止痛，急建中气。

附方

1. 乌梅丸　治虫痛。

药物：乌梅九十三枚，细辛六钱，干姜一两，当归四钱，黄连一两六钱，附子（炮）六钱，蜀椒（炒）四钱，桂枝、人参、黄柏各六钱。

用法：各另研末，合筛之，以苦酒浸乌梅一宿，去核，饭上蒸之，捣成泥，入炼蜜共捣千下，丸如梧子大，先饮食白饮服十丸，日三服，渐加至二十丸。

2. 苏合香丸　治注痛。

药物：白术、木香、乌犀屑、香附子（炒、去毛）、朱砂（研、水飞）、诃黎勒、白檀香、安息香、沉香、麝香、丁香、荜茇各二两，龙脑、苏合香油各一两，薰陆香（乳香）一两。

用法：为细末，入药研匀，用安息香膏并炼白蜜和剂为丸如梧桐子大，每服四丸，老人、小儿可服一丸。

3. 香苏饮　治气痛。一切感冒俱佳。

药物：香附（制研）二钱，紫苏叶三钱，陈皮、甘草各一钱。

用法：加生姜五片，水二杯，煎八分服。

4. 七气汤　亦名四七汤，治七情之气郁逆。

药物：半夏、厚朴、茯苓各三钱，紫苏叶一钱。

用法：加生姜三片，水二杯，煎八分服。

5. 百合汤　治心口痛诸药不效。亦属气痛。

药物：百合一两，乌药三钱。

用法：水二杯，煎八分服。

6. 失笑散　治一切血滞作痛如神。

药物：五灵脂（醋炒）、蒲黄各一两。

用法：共研末，每服三钱，以醋汤送下，日二服。

7. 桃仁承气汤　治心腹痛，大便不通，其人如狂，属死血。

药物：桂枝二钱，桃仁（去皮尖）十七枚，大黄四钱，芒硝七分，甘草七分。

用法：水二杯，煎八分，去滓，入硝二沸，温服。

8. 丹参饮　治心胸诸痛神验，妇人更宜。亦属血痛。亦可通治诸痛。

药物：丹参一两，白檀香（要真者，极香的切片）、砂仁各一钱。

用法：水二杯，煎八分服。

9. 妙香散

药物：怀山药二两，茯苓、茯神、龙骨、远志、人参各一两，桔梗五钱，木香三钱，甘草一两，麝香一钱，朱砂二钱。

用法：共为末，每服三钱，莲子汤调下。

10. 平胃散　方见本书“六、痢证”。

11. 二陈汤　方见本书“二、中风”。

12. 十枣汤　治水饮作痛。峻剂，不可轻用。

药物：大戟、芫花（炒）、甘遂各等分。

用法：研末，用大枣十枚，水二杯，煎七分，去滓，入药方寸匕约有七分服。

13. 理中汤　治冷痛。方见本书“五、疟疾”。

14. 吴茱萸汤　仲景。治冷痛。通治食谷欲呕，头痛如破，烦躁欲死者，及大吐不已之症。

药物：吴茱萸（汤泡）二钱五分，人参一钱五分，大枣五枚，生姜（切片）五钱。

用法：水二杯，煎八分，温服。

15. 金铃子散　治心口痛及胁痛、腹痛，如神。属热者。

药物：金铃子（去核）、延胡索各二两。

用法：研末，每服三钱，黄酒送下。

16. 厚朴三物汤　治心腹实痛，大便闭者。

药物：厚朴四钱，大黄二钱，枳实一钱五分。

用法：水二杯，煎八分，温服。

17. 厚朴七物汤

药物：厚朴四钱，大黄二钱，枳实一钱五分，桂枝、甘草各一钱五分。

用法：生姜二钱五分，大枣五枚，水二杯，煎八分，温服。

18. 附子粳米汤　治腹中寒气，雷鸣切痛，胸胁逆满、呕吐。

药物：制附子二钱，半夏四钱，炙甘草一钱，粳米五钱（布包），大枣一枚。

用法：水三杯，煎八分，温服，日夜作三服。

19. 大黄附子汤　胁下偏痛，发热脉紧弦者。

药物：大黄、附子各三钱，细辛二钱。

用法：水二杯，煎八分服。

20. 瓜蒌薤白白酒汤　治胸痹喘息咳唾，胸背痛，寸沉迟，关上小紧。

药物：瓜蒌（连皮子捣）五钱，薤白三钱（生者用六钱）。

用法：白酒三杯，煎八分服。

21. 大建中汤　治胸大寒痛，呕不能饮食，腹中寒上冲，皮起出见有头足，上下痛不可触近。

药物：川椒（微炒出汗）二钱，干姜四钱，人参三钱。

用法：水二盅，煎一盅，去滓，入胶饴四钱，煎取八分，温服。

八、隔食反胃

【原文】

隔食病[1]**，津液干。**方书名膈者，以病在膈上是也。又名隔者，以食物不下而阻隔也。津液干枯为隔食病源。

胃脘[2]**闭，谷食难。**胃脘干枯闭小，水饮可行，食物难下。

【提要】本段论述了隔食病的成因和主要症状。

【注释】

①隔食病：指食物被阻于膈上，不能下入胃肠的一种疾病。主要脉症是吞咽梗阻，饮水可下，谷食难进，胸膈痞满，形体干枯，大便燥如羊粪，舌红而干，脉弦细数。这种病的成因多由于忧思郁怒，饮食失宜，劳倦内伤等，致使脏气不和，气血瘀结，填塞胸膈，津液干枯而成。

②脘：胃的内腔，中部叫中脘；上部叫上脘；下部叫下脘。

【白话解】隔食病，是由于津液干枯，胃脘闭塞而成，它的主要症状是谷食难进，不能入于胃肠。

【原文】

时贤[1]法，左归餐。赵养葵用大剂六味汤主之。高鼓峰仿赵养葵之法以六味加生地、当归主之。杨乘六用左归饮去茯苓，加当归、生地。以左归饮中有甘草引入阳明，开展胃阴。去茯苓者，恐其旁流入坎，不如专顾阳明之速效也。

胃阴[2]展，贲门[3]宽。如膏如脂，叠积胃底，即胃阴也。久隔之人，则胃阴亡矣。高鼓峰云：治隔一阳明尽之，阳明者胃也。但使胃阴充拓，在上之贲门宽展，则食物入；在下之幽门、阑门滋润，则二便不闭，而隔证愈矣。

启膈饮，理一般。启膈饮亦是和胃养阴之意。但此方泄肺气之郁，彼方救肾水之枯，一阴一阳，宜择用之。

【提要】本段是对当时治疗隔食病的一些方

法的评论。

【注释】

①时贤：当时名医。

②胃阴：胃中津液等物质。

③贲门：胃的上口。

【白话解】当时名医治疗此病所普遍采用的方法是让病人服用左归饮之类的方药，左归饮滋补肾阴、平降肝火，可使胃中津液充实，贲门宽展，这样食物就容易通下进入胃肠。启膈饮养阴调气，对于以气机郁滞为主要病因的隔食病，也可酌情选用，但它的理论很一般化。

【原文】

推至理[①]，冲脉[②]干[③]。张石顽云：膈咽之间，交通之气不得降者，皆冲脉上行，逆气所作也。

大半夏，加蜜安。冲脉不治，取之阳明。仲景以半夏降冲脉之逆，即以白蜜润阳明之燥，加人参以生既亡之津液，用甘澜水以降逆上之水液。古圣之经方，唯仲景知用之。

金匮秘，仔细看。《金匮》明明用半夏，后人诸书，皆以半夏为戒。毁圣之说，倡自何人？

君子恶之！

【提要】本段仍是论述隔食病产生的原因及《金匮要略》对此病的治疗方法。

【注释】

①至理：更深刻一些的理论。

②冲脉：奇经八脉之一，为总领诸经气血的要冲。它的主要支脉沿腹腔前壁夹脐上行，至胸中而散。因此凡见自下而向上冲逆的病证，古人就认为是冲脉之气作乱。

③干：干扰、作乱。

【白话解】如进一步推敲隔食病的病因病机，还可得知这种病与冲脉之气上冲有关。那么怎样才能平降冲脉的上逆之气呢？在《金匮要略》中，张仲景用大半夏汤加蜂蜜来治疗，大半夏汤可平冲逆，蜂蜜可滋胃阴，这是《金匮要略》治疗此证的秘诀，我们应当仔细地研究和探讨。

【原文】

若反胃①，实可叹。食得入而良久反出，名为反胃。

朝暮吐，分别看。朝食暮吐，暮食朝吐，与隔食证宜分别而药之。

【提要】本段论述了反胃与隔食病的鉴别。

【注释】

①反胃：又叫胃反。主要症状是食物吃进去没有阻隔，但不能消化，经过一段时间后，又吐出来。《金匮要略》对此症有生动的描述："朝食暮吐，暮食朝吐，宿食不化，名曰反胃。"

【白话解】若是得了反胃这种病，实在是令人悲叹。这种病的一个典型症状就是早晨吃进去的东西到晚上就吐出来，或晚上吃进去的东西到早晨就吐出来。这种病与食不能进，进则即吐的隔食病是有区别的，应仔细分辨，不可混淆。

【原文】

乏火化[①]**，属虚寒。**王太仆云：食不得入，是有火也。食入反出，是无火也。此证属中焦、下焦火衰无疑。

吴萸饮，独附丸。妙在吴萸镇厥阴逆气，配入甘温，令震坤合德，土木不害。生附子以百沸汤俟温，浸去盐，日换汤三次。三日外去皮，放地上，四面以砖围，外以炭火烧一时，则附子尽裂，乘热投以姜汁，又如法制之。大抵一斤附子配一斤姜汁，以姜汁干为度，研末蜜丸。以粟米稀粥，送下二钱。

六君类，俱神丹。六君子汤加姜附及附子理中汤之类。

【提要】本段论述反胃的成因及常用方药。

【注释】

①乏火化：指反胃这种病的病因是中焦无火，就好像锅下没火，食物难以腐熟一样，不能消化食物。

【白话解】反胃病的病因是中焦火气衰微，不能腐熟水谷，属虚寒性病证。治疗应用温补脾胃法，可用吴茱萸汤、独附丸、六君子汤、附子理中汤等，这些都是效果很好的方药。

【解析】隔食病现在多见于食管炎、食管反流、食道癌等疾病。隔食是指食物吞咽受阻，或食入即吐的病证，又称噎膈。噎，指吞咽时梗噎不顺；膈，指食物格拒不顺，或食入即吐。隔食病产生的病因主要有忧思郁怒、饮食所伤、寒温失宜、房劳伤肾等。隔食需与反胃、呕吐相鉴别：反胃是食入不化，停留胃中，朝食暮吐，暮食朝吐的病症，没有吞咽困难症状。呕吐常因胃失和降，气逆于上而发生，无吞咽困难，并且呕吐常食入即吐，不似反胃在胃内停留一段时间后才吐。

隔食证的发病多有区域性，男性成人多见。隔食大致可分为痰气交阻、津亏热结、痰瘀内结、气虚阳微等型。在辨证时宜掌握轻重虚实、标本缓急。

反胃是以脘腹痞胀，宿食不化，朝食暮吐，暮食朝吐为主要临床表现的一种病证。多由饮食不节，酒色过度，或长期忧思郁怒，使脾胃之气损伤，以致气滞、血瘀、痰凝而成。反胃的治疗，脾胃虚寒宜温中健脾，和胃降浊；病久脾肾阳虚者，宜温补脾肾。胃中积热者，宜清胃泻热，和胃降浊；痰浊阻胃，宜涤痰化浊，和胃降逆；瘀血积结，宜祛瘀活血，和胃降逆。除药物治疗外，还须注意预防与护理。反胃属中医重症之一，如能医护结合，及时治疗，一般多可获愈，病久正虚，痰瘀互结则预后不佳。

附方

1. *左归饮*　即六味汤去丹皮、泽泻加枸杞、炙甘草。

2. 启膈饮 《心悟》，治食入即吐。

药物：川贝母（切片不研）一钱五分，沙参三钱，丹参二钱，川郁金五分，干荷蒂三个，砂仁壳四分，杵头糠（布包）二钱，茯苓一钱五分，石菖蒲四分。

用法：水二杯，煎八分服。

3. 大半夏汤 《金匮》。治反胃。

药物：人参二钱，半夏四钱。

用法：加蜜水适量，取三杯半，煎七分服。

4. 吴茱萸汤 方见本书“七、心腹痛”。

5. 独附丸 治寒证呕吐。

药物：附子一斤（炮、趁热用），姜汁一斤。

用法：拌干研细末，蜜丸。每服一至二钱，用粟米稀粥送下。

6. 六君子汤 此方为补脾健胃、祛痰进食之通剂。

药物：人参、白术（炒）、茯苓、半夏各二钱，陈皮、炙甘草各一钱。

用法：加生姜五片，大枣二枚。水二杯，煎八分服。

7. 附子理中汤 治反胃。

即理中汤加附子三钱。理中汤方见本书“五、疟疾”。

九、气喘

【原文】

喘促证[①]**，治分门。**气急而上奔，宜分别而治之。

鲁莽辈[②]**，只贞元**[③]。贞元饮是治血虚而气无所附，以此饮济之、缓之。方中熟地、当归之润，所以济之。甘草之甘，所以缓之。常服调养之剂，非急救之剂也。今医遇元气欲脱上奔之证，每用此饮，以速其危，良可浩叹！

阴霾[④]**盛，龙雷**[⑤]**奔。**喘证多属饮病。饮为阴邪，非离照当空，群阴焉能退避。若地黄之类，附和其阴，则阴霾冲逆肆空，饮邪滔天莫救，而龙雷之火，愈因以奔腾矣。

【提要】本段论述了喘促病的分类。

【注释】

①喘促证：指呼吸迫促的临床症状。作为一

个症状喘促可以出现在许多外感、内伤疾病的过程中，当喘促成为这些疾病某一阶段的主证时，即称为喘证。喘证的成因与外邪袭肺、水饮痰热内蓄、肺肾亏损有关。临床多以实喘、虚喘分类辨治。

②鲁莽辈：指那些不细致、不谨慎、不求甚解的医生。

③贞元：指贞元饮，主治血虚气无所依附的喘证。

④霾（mái）：原指空气中因悬浮着大量的烟尘而形成的混浊现象。此处比喻人体被水寒之气所充斥。

⑤龙雷：此处指下焦肝肾的虚火。中医学认为喘证多属饮病，饮为阴邪，如阴寒之邪过盛，就可逼迫弱小的阳气浮越于上，故有“雨越大，龙越腾”之说。

【白话解】治疗喘促证应首先分辨证型，是外感所致，还是内伤而成，是虚喘，还是实喘，然后给予不同的治疗。但现今一些粗枝大叶不求甚解的医生们，却只知道用贞元饮这一个方子，贞元饮虽可治疗血虚气脱的喘证，但对于阴寒下盛，龙雷之火上腾的重症就显得病重药轻，如此贻误病情，可致元气上脱，是十分危险的。

【原文】

实喘者，痰饮[1]**援**。喘证之实者，风寒不解，有痰饮而为之援，则咳嗽甚而喘证作矣。

葶苈饮，十枣汤。肺气实而气路闭塞为喘者，以葶苈大枣泻肺汤主之。咳嗽气喘，心下停饮，两胁满痛者，以十枣汤主之。

青龙辈，撤其藩[2]。此方解表，兼能利水，治内外合邪，以两撤之。

【提要】本段论述了由实邪所致的喘促证的治疗。

【注释】

①痰饮：痰和饮都是由于水液代谢障碍而产生的病理产物。分别来说，稠浊的叫痰，清稀的叫饮。现多并称。

②藩（fān）：篱笆或屏障。

【白话解】属于实证的气喘，多由于外感风寒所致，产生的痰饮又好像援兵一样加重了气喘的程度。治疗实喘气道闭塞可用葶苈大枣泻肺汤，如心下停饮，两胁满痛的，可用十枣汤逐饮平喘。还有风寒束表，内有停饮的喘证，应用小青龙汤外解表寒，内利水饮，这样，就能把在内、在外的病邪一齐排除掉。

【解析】实证气喘的治疗原则是“实则泻之”，以祛邪为主。这是因为实喘的形成是由于邪气壅肺，肺失宣降，气道不利所致，故治疗务在祛邪，邪去则正安，喘证自除。外来之邪不外风寒燥热，内生之邪不外痰浊水饮。实喘治疗大法为“在表解之，在里清之”。寒痰则温化宣肺；热痰则清化肃肺；湿痰则燥湿理气；燥痰则润肺化痰。本段列举了外寒内饮的小青龙汤证、实喘气道闭塞的葶苈大枣泻肺汤证，以及饮停胁下，喘咳痛满的十枣汤证，其他临床常见的实喘还有痰湿壅肺的二陈汤证、痰热壅肺的麻杏石甘汤证等。对于这些实喘证治疗都应抓住两点，一是“实则泻之”，二是“中病即止”。

【原文】

虚喘①者，补而温。虚喘气促，不能接续，脉虚细无力，温补二字宜串看。有以温为补者，有以补为温者，切不可走于贞元一路，留滞痰涎也。

桂苓类，肾气论。仲景云：气短有微饮者，宜从小便去之，桂苓术甘汤主之，肾气丸亦主之。

平冲逆②，泄奔豚③。冲气上逆，宜小半夏加茯苓汤以降之。奔豚证初起，脐下动气，久则上逆冲心，宜茯苓桂枝甘草大枣汤以安之。

真武剂，治其源。经云：其标在肺，其本在肾。真武汤为治喘之源也。

【提要】本段论述了虚喘证的治疗。

【注释】

①虚喘：属虚证的气喘。主要成因是肺肾亏虚。肺主气司呼吸，故无论外感内伤，凡可伤损肺气、肺阴，使气失所主，都能引起短气喘促；肾居下焦，为气之根，主纳气，肾虚则摄纳无权，也可导致呼多吸少，气入无根，不能纳气之症。

②冲逆：指冲脉之气上逆，其发生原因多由于水寒之邪上冲。

③奔豚：《金匮要略》所载病证之一。它的发作症状是自觉有“气”从少腹上冲咽喉，发作欲死，复还止，并伴有喘逆、少气等症状。奔豚发病原因有两个，一是惊恐，致使肝气随冲脉之

气上逆；二是肾的阳气不足，下焦水寒之气随冲脉上逆而成。本段所讲的奔豚是指后者。

【白话解】虚喘的治疗，根据“虚则补之”的治则，应采用温补的方法，轻症微饮短气可用苓桂术甘汤一类的方剂健脾利水；重症水泛喘甚用肾气丸温肾利水、纳气平喘。还有冲脉之气上逆和奔豚证都可伴发喘促，治疗前者用小半夏加茯苓汤平降冲逆；后者用茯苓桂枝甘草大枣汤温泄奔豚。虚喘证的发生，究其根本还是水饮内阻、阳气不化所致，真武汤温肾利水，实为治疗虚喘的治本方。

【原文】

金水母[①]**，主诸坤**[②]。肺属金而主上，肾属水而主下，虚喘为天水不交之危候，治病当求其本。须知天水一气，而位乎天水之中者，坤土也。况乎土为金母，金为水母，危笃之症，必以脾胃为主。

六君子，妙难言。六君子汤加五味、干姜、北细辛，为治喘神剂。面肿加杏仁；面热如醉加大黄。此法时师闻之，莫不惊骇，能读《金匮》者，始知予言之不谬也。

他标剂[3]**，忘本根。**唯黑锡丹镇纳元气，为喘证必用之剂。此外如苏子降气汤、定喘汤及沉香黑铅丹，皆是害人之剂。

【提要】本段论述了虚喘的一些治法，认为土生金、金生水，都是治疗虚喘的治本之法。

【注释】

①金水母：在中医的五行学说中，将五脏分别配属于五行，即肺属金、肾属水、脾属土、肝属木、心属火。按五行相生的次序是木生火、火生土、土生金、金生水、水生木。“生我”者为“母”，“我生”者为“子”，所以说金为水之母，土为金之母。

②主诸坤：坤为八卦之一，代表地。中医学以土地配属中焦脾胃。土能生金，是说脾胃健运可以充养肺气（土生金），肺气充足又可充养肾气（金生水）。因此，虚喘证可以用健运脾胃的方法，从根本上改善机体的状况。此属于中医五行学说“虚则补其母”的治疗方法。

③标剂：治疗标证的方剂。

【白话解】肺金能生肾水，所以肺是肾之母，而脾土又能生肺金，所以脾的作用就显得更为重要。六君子汤健脾益气，是治疗虚喘证的重要方剂，在它的基础上加入细辛、干姜、五味子，治疗效果之好是很难形容的。至于其他一些治标的方剂。如苏子降气汤、定喘汤等，都不是治本之方，不可久用。

附方

1. 贞元饮　《景岳》。阴血为阳气之依归，血虚则气无所依，时或微喘，妇人血海常虚，多有此证。

药物：熟地黄五七钱或一二两，当归身三四钱，炙甘草一二三钱。

用法：水三四杯，煎八分服。

2. 葶苈大枣泻肺汤　《金匮》。治支饮满而肺气闭，气闭则呼吸不能自如，用此苦降，以泄实邪。

药物：葶苈子（隔纸炒、研如泥）二钱二分。

用法：水一杯半，大枣十二枚，煎七分，入葶苈子服之。

3. 十枣汤　方见本书“七、心腹痛、胸痹”。

4. 小青龙汤　方见本书“四、咳嗽”。

5. 苓桂术甘汤　《金匮》。治气短。喻嘉言云：此治呼气短。

用法：茯苓四钱，白术、桂枝各二钱，炙甘草一钱五分。

用法：水二杯，煎八分服。

6. *肾气丸*　《金匮》。治气短。喻嘉言云：此治吸气短。即八味地黄丸。方见本书“三、虚劳”。

7. *小半夏加茯苓汤*　治膈间有水，呕吐、痞满、眩悸。

药物：半夏四钱，生姜八钱，茯苓四钱。

用法：水二杯，煎八分温服。

8. *茯苓桂枝甘草大枣汤*　仲景。治气喘脐下动气，欲作奔豚。

药物：茯苓六钱，桂枝、甘草（炙）各二钱，大枣四枚。

用法：用水三杯半，先煎茯苓至二杯，入诸药，煎七分服。

9. *真武汤*　仲景。镇水逆，定痰喘之神剂。

药物：茯苓、芍药、生姜（切）各三两，白术二两，附子（炮、去皮、破八片）一枚。

用法：上五味，以水八升，煮取三升，去滓，温服七合，日三服。

10. *六君子汤方*　见本书“八、隔食反胃”。

11. 苏子降气汤　治上盛下虚、气喘等证。

药物：紫苏子（微炒）二钱，前胡、当归、半夏、陈皮、厚朴各一钱，沉香、炙甘草各五分。

用法：加生姜三片，大枣二枚，水二杯，煎八分服。

十、血证

【原文】

血之道，化中焦①。经曰：中焦受气取汁，变化而赤，是谓血。

本冲任②**，中溉浇**。血之流溢，并随冲任而行于经络。

温肌腠③**，外逍遥**④。血之流溢，并散于脉外而充肌腠皮毛。

【提要】本段论述了血液的生化来源和血液的生理功能。

【注释】

①血之道，化中焦：血之道，指血液生成的

道理。化中焦，是指血液生成的物质基础主要来源于中焦脾胃。

②冲任：指冲脉和任脉，均属奇经八脉，参与人体内部气血的运行和调节。

③肌腠：肌，指肌肉。腠，指腠理，也就是皮肤与肌肉的交接之处。

④逍遥：自由自在，无拘无束的样子。此处指没有病邪的侵袭，健康无病的状态。

【白话解】血液的生成，主要是中焦脾胃从饮食水谷中汲取精微物质，然后再变化成赤色液体而成。正如《内经》所说："中焦受气取汁，变化而赤，是谓血。"血液生成后，一方面通过冲脉、任脉流行在人体内部，使体内的各脏腑组织器官得到灌溉和营养，另一方面通过络脉散行到体表各部，使肌肉、皮肤、腠理都得到温养，从而使皮毛坚固，防止了外邪的入侵。

【原文】

六淫逼，经道摇。六淫者，风、寒、暑、湿、燥、火也。经，常也。道，路也。言血所常行之路也，外邪伤之则摇动。

宜表散，麻芍条[①]。外伤宜表散。东垣治一人内蕴虚热，外感大寒而吐血。法仲景麻黄汤加补剂，名麻黄人参芍药汤，一服而愈。

【提要】本段论述了内有虚热，又外感寒邪所致的咯血、吐血等症的治疗方药。

【注释】

①麻芍条：指麻黄人参芍药汤。此方为李东垣法张仲景麻黄汤而创，治内蕴虚热，外感寒邪所致的吐血症。

【白话解】人体遭受了六淫邪气的侵犯，血脉就会发生病变。这时就应用发汗解表的方法使邪气从表而解，李东垣的麻黄人参芍药汤，就是个解表宁血的好方子。

【解析】出血是临床许多疾病的常见症状，外感、内伤和外伤等许多因素都可以引起。外感六淫所致的各种血证在临床十分常见，是血证中的一大类。如风寒犯肺、风热犯肺、燥邪犯肺可引起肺络受伤而见咯血；外邪侵袭，胃络受伤可见吐血；饮食不当风邪冷气进袭可见肠风下血；表邪化热下迫膀胱或湿热邪气直犯膀胱可见尿血，另外还有温热邪气深入营血分的发斑、发疹等，都是外感六淫所致的血证。这些出血多为新病实证，治疗虽各不相同，但总的原则是“实则泻之”，以祛邪为要，邪去正安则血止。凡血证有表邪者，当先解表，使邪从汗而出，不可见血止血，以防闭门留寇。里热炽盛迫血妄行，应清热泻火，凉血止血，也不可误用收涩剂，而使邪热内陷。对于少数确有虚证复感外邪的出血应解表、宁络、扶正并用，不可拘泥。

【原文】

七情病，溢如潮。七情者，喜、怒、哀、惧、爱、恶、欲也。七情之动，出于五志。医书恒谓五脏各有火，五志激之则火动，火动则血随火而溢。然五志受伤既久，则火为虚火，宜以甘温之法治之。

【提要】本段论述了七情化火所致出血证的症状。

【白话解】七情过激可以化火，火热扰动血行就可引起出血。临床常见的肝火迫肺引起的咯血；横犯脾胃所致的吐血，都属这个范围。这种出血的量往往较大，好像潮水上涌一样。

【解析】情志异常是很多疾病的重要致病因

素。情志异常波动可直接伤及人体脏腑，甚则可致气血运行逆乱而发生各种出血证，对此，历代医家都有过论述，如朱丹溪说："怒气逆甚则吐血。"李梃在《医学入门》一书中更全面地指出："内伤七情，暴喜动心不能主血。暴怒伤肝不能藏血。积忧伤肺，过思伤脾，失志伤肾，皆能动血。"可见精神情志因素的异常是血证的又一大病因，治疗除使用药物疗法外，还应配合使用心理疗法，即所谓心病还得从心医。

【原文】

引导法，草姜调。甘草干姜汤，如神，或加五味子二钱。火盛者，加干桑皮三钱、小麦一两。时医因归脾汤有引血归脾之说，谓引血归脾即是归经。试问脾有多大，能容离经之血成斗成盆，尽返而归于内而不裂破乎？市医固无论矣，而以名医自负者，亦蹈此弊，实可痛恨！

温摄法，理中超。理中汤加木香、当归煎服。凡吐血服凉药及滋润益甚，外有寒冷之象者，是阳虚阴走也，必用此方。血得暖则循行经络矣。此法出《仁斋直指》。

凉泻法，令瘀销[①]。火势盛，脉洪有力，寒凉之剂原不可废。但今人于血证，每用藕节、黑栀、白及、旧墨之类以止涩之，致留瘀不散，以为咳嗽虚劳之基。《金匮》泻心汤，大黄倍于芩连，为寒以行瘀法。柏叶汤治吐不止，为温以行瘀法。二方为一温一寒之对子。

【提要】本段论述了中阳不足、邪热炽盛所导致的出血的治疗用药。

【注释】

①销：同消。

【白话解】治疗出血证还有一种引导法，可使血液重归到脉道中去，方用甘草干姜汤。对于气虚不能统摄血液所致的出血，古人称作“阳虚阴走”，治疗可用温摄法，方用理中汤加味，血液得到阳气的温煦和统摄就可循经而行。对于热邪炽盛迫血妄行的出血证，治疗应以清热凉血活血法，使热去血宁而不留瘀，《金匮要略》中的泻心汤大黄倍于芩连，就是体现这种治法的方剂。

【解析】甘草干姜汤由甘草、干姜组成，方中甘草益气和中，干姜温中复阳，二药合用，辛甘化阳，为振奋中阳之专剂，可用于中阳不足的手足厥冷、呕逆吐血等症。

【原文】

赤豆散[①]**，下血标**[②]。粪前下血为近血，《金匮》用当归赤小豆散。

若黄土[③]**，实翘翘**[④]。粪后下血为远血，《金匮》用黄土汤。

一切血，此方饶[⑤]。黄土汤，不独粪后下血方也。凡吐血、衄血、大便血、小便血、妇人血崩及血痢久不止，可以统治之。以此方暖中宫土脏，又以寒热之品互佐之，步步合法也。五脏有血，六腑无血。观剖诸兽腹心下夹脊，包络中多血，肝内多血，心、脾、肺、肾中各有血，六腑无血。近时以吐血多者，谓为吐胃血，皆耳食昔医之误，凡吐五脏血必死。若吐血、衄血、下血，皆是经络散行之血也。

【提要】本段论述了近血、远血的鉴别和治疗方药。

【注释】

①赤豆散：赤小豆当归散，《金匮要略》方，治近血。原文说："下血，先血后便，此近血也，

赤小豆当归散主之。”

②标：标准。

③黄土：黄土汤，《金匮要略》方，治远血。原文说：“下血，先便后血，此远血也，黄土汤主之。”

④翘翘：了不起、了不得的意思。

⑤饶：多的意思，此处指用途广泛。

【白话解】赤小豆当归散渗湿清热，去瘀生新，是治疗大便前下血的一张很标准的方子。下血先便后血，多由于脾气虚寒不能统摄血液所致，黄土汤温脾摄血，治疗这种便血疗效实在是很高超的。另外，由于黄土汤温而不燥，寒热互佐，药性平和，所以举凡吐血、衄血、尿血、妇人崩漏等一切出血，都可加减使用，用途十分广泛。

附方

1. *麻黄人参芍药汤*　东垣。治吐血外感寒邪，内虚蕴热。

药物：桂枝五分，麻黄、黄芪、炙甘草、白芍、人参、麦冬各三分，五味子五粒，当归五分。

用法：水煎，热服。

2. 甘草干姜汤

药物：炙甘草四钱，干姜（炮）二钱。

用法：水二杯，煎八分服。

3. 理中汤　方见本书“五、疟疾”。

4. 泻心汤　治火盛逼血妄行的吐血、衄血，

药物：大黄二钱，黄连一钱，黄芩一钱。

用法：水煎服。

5. 柏叶汤　《金匮》。治吐血不止。

药物：柏叶生三钱（无生者用干者二钱），干姜一钱，艾叶生用二钱（无生者用干者一钱）。

用法：水四杯，取马通二杯，煎一杯服。如无马通，以童便二杯，煎八分服。

6. 赤小豆当归散　《金匮》。治先血后便为近血。

药物：赤小豆（浸令出芽、晒干）一两，当归四钱。

用法：共研末，每服三钱，浆水下。

7. 黄土汤　《金匮》。治先便后血为远血。亦治衄血、吐血、血不止。

药物：灶心黄土（原方四钱）八钱，生地黄、黄芩、甘草、阿胶、白术、附子（炮）各一钱五分。

用法：水三杯，煎八分服。

十一、水肿

【原文】

水肿病[①]**，有阴阳**[②]。肿，皮肤肿大。初起目下有形如卧蚕，后渐及于一身，按之即起为水肿，按之陷而不起为气肿。景岳以即起为气，不起为水，究之气行水即行，水滞气亦滞，可以分，可以不必分也。只以阴水阳水为分别。

便清利，阴水殃。小便自利、口不渴属寒，名为阴水。

便短缩，阳水伤。小便短缩、口渴属热，名为阳水。

【提要】本段论述了水肿病的分类，分为阴水、阳水两大类。

【注释】

①水肿病：是因感受外邪、劳倦内伤，或饮食失宜，使人体的气化功能失司，津液代谢失常，导致水液停留，引起以头面、四肢甚至全身水肿

为临床特征的病证。

②阴阳：指水肿按病性划分的两种类型，即阴水、阳水。阳水多属实属热，阴水多属虚属寒。一般而言，年壮新病多阳水，年老久病多阴水。

【白话解】水肿病有阴水、阳水的不同，小便颜色清淡而畅利的多为阴水；颜色黄赤而短少的多属阳水。

【原文】

五皮饮①，元化②方。以皮治皮，不伤中气。方出华元化《中藏经》。

阳水盛，加通防。五皮饮加木通、防己、赤小豆之类。

阴水盛，加桂姜。五皮饮加干姜、肉桂、附子之类。

知实肿③，萝枳商。知者，真知其病情，而无两可之见。壮年肿病，骤起脉实者，加萝卜子、枳实之类。

知虚肿④，参术良。老弱病久，肿渐成，脉虚者，加人参、白术之类。

兼喘促，真武汤。肿甚、小便不利、气喘、尺脉虚者，宜真武汤暖土行水。间用桂苓甘术汤化太阳之气，守服十余剂。继用导水茯苓汤二剂愈。今人只重加味肾气丸，而不知其补助阴气，反益水邪，不可轻服也。

从俗[5]好，别低昂[6]。以上诸法，皆从俗也。然从俗中而不逾先民之矩矱，亦可以救人。

【提要】本段论述了水肿病的治疗用药。

【注释】

①五皮饮：《华氏中藏经》方，药用五种中药的皮，即生姜皮、桑白皮、陈皮、大腹皮、茯苓皮。功用利湿消肿，理气健脾，是治疗水肿通用的方剂。

②元化：即华佗。东汉末年杰出医家，通晓内、外、妇、儿、针灸等科，尤精外科。《中藏经》是后人托名华佗的作品。

③实肿：实性的水肿。凡病人年轻体壮，肿病初起，脉搏有力，以邪实为主的水肿称为实肿。

④虚肿：虚性的水肿。凡病人年老体衰，或久病不愈，元气已伤，水肿渐起，脉搏虚弱无力，以正虚为主的水肿称为虚肿。

⑤俗：通用的、通俗的。

⑥低昂：高低、上下的意思。

【白话解】五皮饮是华佗《中藏经》所载的方子，功能利水消肿、理气健脾，是治疗水肿的通用方，各类水肿都可在此方的基础上加减使用。如治疗阳水，可加入祛风行水的木通、防己、赤小豆等；如是阴水，就应加入温中散饮的肉桂、干姜、附子等；如若诊知是实性的水肿，可加入莱菔子、枳实之类，以加强行气利水的力量；如果是虚性的水肿，可加入人参、白术等，以加强扶正之功。如果见到水肿兼气喘、小便不利，说明是肾阳极衰，水寒迫肺，应急用温阳利水的真武汤。以上讲的都是一般通俗的治法，都合乎治疗水肿病的法则，但与《金匮要略》中所讲的理论和方剂比较一下，就可分出高低上下来了。

【原文】

五水①辨，金匮详。病有从外感而成者，名风水。病从外感而成，其邪已渗入于皮，不在表而在里者，名皮水。病有不因于风，由三阴结而成水者，名正水。病有阴邪多而沉于下者，名石水。病有因风因水伤心郁热，名黄汗。《金匮》最详，熟读全书，自得其旨，否则鲁莽误事耳。药方中精义颇详，宜细玩之。

补天手②，十二方③。越婢汤、防己茯苓汤、越婢加白术汤、甘草麻黄汤、麻黄附子汤、杏子汤、蒲灰散、芪芍桂酒汤、桂枝加黄芪汤、桂甘姜枣麻辛附子汤、枳术汤、附方《外台》防己黄芪汤。

肩斯道④，勿炎凉⑤。群言淆乱衷于圣，以斯道为己任，勿与世为浮沉，余有厚望焉。

【提要】本段论述了《金匮要略》所载的五种水肿病，并极推崇其所载的十二个方子。

【注释】

①五水：《金匮要略》一书把水肿病分为风水、皮水、正水、石水、黄汗五种。

②补天手：古代传说，女娲氏炼五色石以补天，这里用来比喻《金匮要略》中治疗水肿病的方剂都具有很好的疗效，有回天之功。

③十二方：指《金匮要略·水肿病脉证并治篇》中所载的12个方子，即防己茯苓汤、越婢汤、越婢加术汤、杏子汤、甘草麻黄汤、蒲灰散、麻黄附子汤、黄芪芍药桂枝苦酒汤、桂枝加黄芪汤、桂枝去芍药加麻黄细辛附子汤、枳术汤以及附方《外台》防己黄芪汤。

④肩斯道：肩，担负、承担。斯道，指医学这门学问。

⑤炎凉：这里比喻一个人没有正确的见解和坚定的信念，人云亦云，或跟着潮流跑。

【白话解】张仲景在《金匮要略》中把5种水肿病的脉因证治论述的十分精详，同时还记载了12个疗效很好的方子。凡是肩负着医学重任的同行同道们，切切不可随波逐流，人云亦云，而不去深入研究《金匮要略》中那些精深的理论和经验良方。

【解析】水肿，是因感受外邪，劳倦内伤，或饮食失调，使气化不利，津液输布失常，导致水液潴留，泛滥于肌肤，引起以头面、眼睑、四肢、腹背，甚至全身水肿等为特征的病证。中医的水肿病可见于现代医学的许多疾病。

关于水肿的病因、病机，中医学认为，人体的水液运行，有赖于脏腑气化，诸如肺气的通调，脾胃之气的转输，肾气的蒸腾等。如果由于外邪的侵袭，或脏腑功能失调，或脏腑亏虚，使三焦决渎失职，膀胱气化不利，即可发生水肿。对于水肿的治疗，常用的治法有利尿、发汗、健脾、温化、燥湿理气、清热解毒、泻下逐水、扶正固本等。中医对水肿病的治疗方法可以用于治疗许多现代医学中以水肿为症状的疾病。如急慢性肾炎、肾衰、尿毒症、充血性心力衰竭等病症。中医临床在病因、病理、辨证分型、治法方药等方面，总结了不少新经验，取得了一些新进展，丰富了本病辨证论治的内容。

附方

1. *五皮饮* 此方出华元化《中藏经》，以皮治皮，不伤中气，所以为治肿通用之剂。

药物：大腹皮（酒洗）、桑白皮（生）各二钱，云苓皮四钱，陈皮二钱，生姜皮一钱。

用法：水三杯，煎八分，温服。

2. *真武汤* 方见本书“九、气喘”。

3. *防己茯苓汤* 《金匮》。治四肢肿，水在皮中聂聂动者。

药物：防己、桂枝、黄芪各三钱，茯苓六钱，炙甘草一钱。

用法：水三杯，煎八分服，日夜作三服。

4. *越婢汤* 《金匮》。治恶风一身悉肿，脉浮不渴，续自汗出，无大热者。

药物：麻黄六钱，石膏八钱，甘草二钱，生

姜三钱，大枣五枚。

用法：水四杯，先煮麻黄至三杯，去沫，入诸药煎八分服，日夜作三服。恶风者，加附子一钱；风水加白术三钱。

5. 越婢加术汤　《金匮》。里水此主之。即越婢汤加一味白术。

6. 杏子汤　脉浮者为风水，发其汗即已。方阙。或云即甘草麻黄汤加杏仁。

7. 甘草麻黄汤

药物：甘草四钱，麻黄二钱。

用法：水二杯，先煮麻黄至一杯半，去沫，入甘草煮七分服。重复汗出，不汗再服，慎风寒。

8. 蒲灰散　《金匮》。厥而为皮水者，此主之。

药物：蒲灰半斤，滑石二斤。

用法：为末。饮服方寸匕，日三服。

9. 麻黄附子汤

药物：麻黄三钱，炙甘草二钱，附子一钱。

用法：水二杯，先煮麻黄至一杯半，去沫，入诸药煎七分温服，日作三服。

10. 黄芪桂枝芍药苦酒汤　《金匮》。治身体肿，发热汗出而渴，状如风水。汗出沾衣色正黄如柏汁，脉自沉。

药物：黄芪五钱，芍药、桂枝各三钱。

用法：苦酒一杯半，水一杯，煎八分，温服。

11. 桂枝加黄芪汤　《金匮》。治黄汗日久变证。

药物：桂枝、芍药、生姜各三钱，甘草（炙）、黄芪各二钱，大枣四枚。

用法：水三杯，煮八分，温服。

12. 桂枝去芍药加麻黄细辛附子汤　治心下坚大如盘，边如旋杯。

药物：桂枝、生姜各三钱，甘草、麻黄、细辛各二钱，大枣三枚，附子一钱。

用法：以水三杯，先煮麻黄至二杯，去沫，入诸药，煮八分，温服，日夜作三服。

13. 枳术汤　治心下坚大如盘。水饮所作。

药物：枳实二钱，白术四钱。

用法：水二杯，煎八分，温服。日夜作三服，腹中软即止。

14. 防己黄芪汤　治风水，脉浮身重，汗出恶风。

药物：防己三钱，炙甘草一钱五分，白术二钱，黄芪三钱。

用法：生姜四片，大枣一枚，水二杯，煎八

分服。

十二、胀满、蛊胀

【原文】

胀[1]为病，辨实虚。胀者，胀之于内也。虚胀误攻则坏，实胀误补则增。

气骤滞，七气疏。七气汤能疏通滞气。

满拒按，七物祛。腹满拒按，宜《金匮》厚朴七物汤，即桂枝汤小承气汤合用，以两解表里之实邪也。

胀闭痛，三物锄。腹满而痛，若大便实者，宜《金匮》厚朴三物汤，行气中兼荡实法，以锄其病根。

以上言实胀之治法。

【提要】胀满病有虚实之别。本段论述了胀满病应先辨虚实，以上四句均谈实胀的治法。

【注释】

①胀：指胸胁、脘腹部位胀满不舒的症状。

可由多种原因引起，如气滞、食滞、大便秘结等。

【**白话解**】胀满这一症状可由多种原因引起，临床辨证应首先分清它的虚实，因虚胀误攻可使正气更伤，实胀误补会使胀满更增。实证的胀满多由实邪阻滞所致。发病多急骤，症状较重，多难自行缓解，治疗以祛邪行气除满为原则。凡是气的运行突然受阻，气滞胀满的，用七气汤来疏通气机；如肚腹胀满拒按的，须用厚朴七物汤来两解表里的实邪；若见腹部胀满，大便闭结而痛的，可用厚朴三物汤，行气中兼荡腑实之邪。

【**原文**】

若虚胀[1]**，且踌躇**[2]。仔细诊视，勿轻下药。

中央[3]**健，四旁如**。喻嘉言云：执中央以运四旁，千古格言。

参竺典[4]**，大地舆**[5]。

【**提要**】本段论述了虚胀的治疗。

【**注释**】

①虚胀：多由中焦脾胃虚弱，运化失常，气机升降无力而成。症见脘腹胀满，以午后为重，触之无形，时胀时缓，不痛为特征。

②踌躇：再三斟酌考虑。

③中央：土居中央，脾胃属土，因此以中央代表脾胃。

④竺典：指佛经。佛经是从印度传来的，我国古时称印度为天竺国。

⑤大地舆：舆，指车或车上可以载人载物的地方。大地，即土，土能生长万物。大地舆，即大地承载生长万物的意思。

【白话解】虚性的胀满证，治疗时要特别仔细，勿轻易下药。应当知道，虚胀的成因主要是由于脾胃虚弱运化无力所致，所以，只有使中央脾土强健起来，四旁才能通畅自如。印度的佛经也以土为四大物质（水、地、风、火）之一，土能生长承载万物，“执中央以运四旁”，是千古的格言。

【原文】

单腹胀①，实难除。四肢不肿而腹大如鼓。

山风卦②，指南车③。

易④中旨⑤；费居诸⑥。

【提要】本段论述了单腹胀的预后、形成原因及病机。

【注释】

①单腹胀：又称臌胀、蛊胀、蜘蛛蛊等。多因酒食不节、情志所伤、感染水毒、劳伤过度，以及黄疸、积聚失治，致使肝、脾、肾等脏功能失调，气、血、水瘀积于腹内而成。单腹胀的主要症状为腹部胀大，四肢不肿，甚至更见消瘦如柴。腹胀初起以气胀为主，叩之如鼓，仅在转侧时有振水声；腹胀后期，腹水显著增多，腹部胀大绷急，按之坚满，并可见脐心突出，青筋暴露，脉络瘀阻等症状。此外，病人面色多萎黄晦暗，面部、颈胸部的皮肤上可见红丝赤缕。

②山风卦：《周易》里的一卦，由艮卦与巽卦合成，艮为山，巽为风，故名山风卦。又以艮代表脾土，巽代表肝木，肝脾本身和它们之间的关系失常，是造成蛊胀的原因。

③指南车：古代用来指示南北方向的工具。这里用来比喻指导方针。

④易：指《周易》。

⑤旨：理论、宗旨。

⑥费居诸：《诗经》说“日居月诸”，代表

光阴的意思。费居诸，就是花费时间。

【白话解】腹部胀大而四肢不肿的单腹胀，治疗起来十分困难。《易经》中山风卦所代表的事物及其相互之间的关系，可以借鉴作为治疗蛊胀病的指导方针。要想弄懂弄通《周易》中有关这方面的理论，是要花费一些时间和精力的。

【解析】单腹胀主要见于现代医学的肝硬化腹水引起的腹胀。关于单腹胀的治疗，本段的“山风卦”提示了木土不和是一关键病因，故治疗应注意改善肝脾二脏本身的功能状况和调理它们之间的关系。由于单腹胀病证错综复杂，治疗也极为困难，故在临床辨治时应掌握基本治疗原则，抓住要点。单腹胀病起于肝、脾、肾等脏的功能障碍，而形成有形之水邪，一开始就呈现出虚实夹杂之象，所以治疗此病总是祛邪扶正相结合。初起，病人体质尚可，正气尚足，可以祛邪为主兼以扶正，祛邪可酌情选用行气、利水、消瘀、化积等法，以逐水消胀，但千万不可攻伐太过，“衰其大半而止”，以防伤正。晚期多属虚证，可选用温补脾肾法以培其本，但此时腹水往往很多，标症也很紧急，故在扶正补虚的同时仍应兼顾祛邪。

附方

1. 七气汤　治实胀属七情之气者。方见本书“七、心腹痛、胸痹”。

2. 厚朴七物汤　方见本书“七、心腹痛、胸痹”。

3. 厚朴三物汤　治心腹实痛，大便闭者。方见本书“七、心腹痛、胸痹”。

十三、暑证

【原文】

伤暑证，动静商。夏月伤暑分动静者，说本东垣。

【提要】本段论述了暑证的分类。

【白话解】夏天伤于暑气的病证，根据李东垣的看法，有动静之分。

【原文】

动而得，热为殃。得于长途赤日，身热如焚，面垢，体倦，口渴，脉洪而弱。

六一散，白虎汤。六一散治一切暑证。白虎汤加人参者，以大汗不止，暑伤元气也，加苍术者，治身热足冷，以暑必夹湿也。

【提要】本段论述了中暑的治疗。

【白话解】因动而得的暑证，往往是由于在烈日下或在炎热的环境中劳作而成，即现在所说的中暑。暑热之邪是主要病因。暑为阳邪，其性升散，伤津耗气，又因暑季多湿，所以治疗中暑的大法为“清热、益气、养阴、除湿”。治疗可用六一散或白虎汤。前者用于暑证发热小便短赤的轻症；后者用于发热汗出，烦渴脉洪的重症。

【解析】暑证在《金匮要略》中称为“中热”“中暍”，至明《景岳全书》，始有阳暑与阴暑之分，并在阳暑中又分为“阳中之阳”与“阳中之阴”。到了清代，才将阳暑称为“中暑”，阴暑称为“伤暑”。本段所谓“伤暑证”，实际上包括了阳暑和阴暑两大类，并不单指阴暑。六一散、白虎汤、白虎加人参汤、白虎加苍术汤等均为常用方，可以辨证运用。

【原文】

静而得，起贪凉。处于高厦深室，畏热贪凉，受阴暑之气。

恶寒象，热逾常。恶寒与伤寒同，而发热较伤寒倍盛。

心烦辨，切莫忘。虽同伤寒，而心烦以别之；且伤寒脉盛，伤暑脉虚。

香薷饮，有专长。香薷发汗利水，为暑证之专药也。有谓夏月不可用香薷，则香薷将用于何时也？

大顺散，从症方。此治暑天畏热贪凉成病，非治暑也。此舍时从症之方。

【提要】本段论述阴暑的形成原因、症状及治疗。

【白话解】因静而得的暑证，常常是由于避热贪凉，在阴凉之处坐卧而得，所以又称为“阴暑”证。主要症状有头身疼痛，肢体厥冷，恶寒发热，心烦呕恶，有些类似伤寒，但仔细鉴别还是不一样的，阴暑证的热象往往比伤寒重，并且由于暑热内闭、扰乱心神而有心烦躁扰的症状，临证时要仔细审辨。香薷饮发汗利湿健胃，是治疗阴暑证的专方。大顺散温中扶阳，可治疗阴暑寒象较重的病证，是舍时从症之方。

【原文】

生脉散，久服康。此夏月常服之剂，非治病方也。

东垣法，防气伤。暑伤元气，药宜从补，东垣清暑益气汤颇超。

杂说起，道弗彰[①]。以上皆诸家之臆说。而先圣之道，反为之晦，若行道人，不可不熟记之，以资顾问。

【提要】本段论述暑伤气阴的治疗。

【注释】

①弗彰：此处当不被人重视讲。

【白话解】生脉散具有养阴益气止汗的作用，且药性平和，是很好的暑季预防调理之剂，经常服用，可以预防中暑，保持身体健康。李东垣根据暑邪耗伤元气的致病特点，创立了清暑益气汤这张方子，治疗暑证气阴两伤，效果很好。以上讲的都是后世各家的学说，而张仲景治疗暑证的方法，反而不被人们重视了。

【原文】

若精蕴[①]，祖仲师[②]。仲景《伤寒论》《金匮要略·痉湿暍篇》，字字皆精义奥蕴。

太阳病，旨在兹。仲师谓太阳中暍，太阳二字，大眼目也。因人俱认为热邪，故提出太阳二字以喝醒之。寒暑皆为外邪，中于阳而阳气盛，则寒亦为热；中于阳而阳气虚，则暑亦为寒。若中于阴，无分寒暑，皆为阴证。如酷暑炎热，并无寒邪，反多阴证。总之，邪之中人，随人身之六气、阴阳、虚实而旋转变化，非必伤寒为阴，中暑为阳也。

经脉[③]辨，标本[④]歧。师云：太阳中暍发热者，病太阳而得标阳之气也。恶寒者，病太阳而得本寒之气也。身重而疼痛者，病太阳通体之经也。脉弦细芤迟者，病太阳通体之脉也。小便已洒洒然毛耸、手足逆冷者，病太阳本寒之气不得阳热之化也。小有劳身即热、口开、前板齿燥者，病太阳标阳之化不得阴液之滋也。此太阳中暍，标本经脉皆病。治当助其标本，益其经脉；若妄施汗下温针，则误矣。

临证辨，法外思。愚按：借用麻杏石甘汤治中暑头痛、汗出、气喘、口渴之外证，黄连阿胶鸡子黄汤治心烦不得卧之内证，至柴胡、栀子、承气等汤，俱可取用。师云：渴者与猪苓汤。又云：瘀热在里，用麻连轺豆汤，育阴利湿，俱从小便而出。此法外之法，神而明之，存乎其人焉。

方两出[⑤]，大神奇。暑之中人，随人之阴阳、虚实为旋转变化。如阳脏多火，暑即寓于火之中，为汗出而烦渴，师有白虎加人参之法。如阴脏多湿，暑即伏于湿之内，为身热、疼重、脉微弱，师以夏月伤冷水，水行皮肤所致，指暑病以湿为病，治以一物瓜蒂汤，令水去而湿无所依，而亦解也。

【提要】本段陈修园告诫人们要仔细研读张仲景的著作。

【注释】

①精蕴：学问精深。

②仲师：即张仲景。

③经脉：指太阳病的经证和脉象。太阳经络受邪，可见身重而疼痛；太阳病的脉象可见弦细芤迟。

④标本：指太阳经的标气和本气。太阳经本

气寒而标气阳。伤暑发热，是病太阳而得标阳之气；恶寒，是病太阳而得本寒之气。伤暑即太阳中暍，是太阳标本皆病之证。

⑤方两出：指张仲景的白虎加人参汤和一物瓜蒂汤。白虎加人参汤养阴、退热、补气，治中暑元气受伤。瓜蒂汤利湿行水，治疗暑证夹湿。

【白话解】若想使治疗暑证的学问更精深，就应师法张仲景，《伤寒论》的太阳病就包括有治疗暑证的理论和治法，他把伤暑证发病的经证、脉象、标病，本病都分辨的清清楚楚。临床辨治时，应根据这些理论原则，灵活选用。还有张仲景的白虎加人参汤、一物瓜蒂汤两个处方，如果应用恰当，疗效是十分理想的。

附方

1. *六一散*　河间。治一切暑病。

药物：滑石六两，甘草一两

用法：研末，每服三钱，灯心草汤下。

2. *白虎汤*　仲景。治伤暑大渴、大汗之证。

方见本书“五、疟疾”。暑伤元气加人参；暑证夹湿，身热、足冷加苍术。

3. 香薷饮　治伤暑。发热、身痛、口燥、舌干、吐泻。

药物：甘草一钱，厚朴一钱五分，扁豆二钱，香薷四钱。

用法：水二杯，煎八分，冷服或温服。泻利加茯苓、白术。呕吐加半夏。暑气发搐加羌活、秦艽。

4. 大顺散　治阴暑，即畏热贪凉之病。

药物：干姜（炒）一钱，甘草（炒）八分，杏仁（炒、去皮尖）六分，肉桂六分。

用法：共为细末，每服三钱，水一杯，煎七分服。

5. 生脉散　却暑良方。

药物：人参一钱，麦冬三钱，五味子一钱。

用法：水一杯，煎七分服。

6. 清暑益气汤　东垣。治暑伤元气。

药物：炙芪一钱五分，人参、白术、苍术、青皮、陈皮、麦冬、猪苓、黄柏各五分，干葛、泽泻各二钱，神曲八分，炙甘草、五味各三分，升麻三分，归身三分。

用法：加生姜三片，大枣二枚，水二杯，煎

七分服。

7. 一物瓜蒂汤　《金匮》。治暑证夹湿。

药物：瓜蒂二十个。

用法：水二杯，煎八分服。

十四、泄泻

【原文】

湿气胜，五泄[①]成。《书》云：湿成五泄。

胃苓散，厥[②]功宏。胃苓散暖脾、平胃、利水，为泄泻之要方。

【提要】本段论述泄泻的分类，指出湿气盛是泄泻产生的主要原因。

【注释】

①五泄：《难经·五十七难》将泄泻分为五种，即胃泄，脾泄、大肠泄、小肠泄、大瘕泄。

②厥：它的。

【白话解】湿气过盛是造成5种泄泻的主要原因。胃苓散有健脾燥湿、通利小便的作用，对于治疗泄泻证，它的功效是十分显著的。

【原文】

湿而冷，萸附行。胃苓散加吴茱萸、附子之类，腹痛加木香。

湿而热，连芩程。胃苓散加黄芩、黄连，热甚，去桂枝加葛根。

湿夹积，曲楂迎。食积，加山楂、神曲；酒积，加葛根。

虚兼湿，参附苓。胃苓散加人参、附子之类。

【提要】本段论述各种泄泻的治疗方药。

【白话解】泄泻证的治疗，健脾、和胃、利湿是其大法，所以以胃苓散作为主方，但临证时还应注意各种兼夹症的不同，如兼寒、兼热、夹积、夹虚等等，治疗应在主方的基础上进行加减变化。如兼寒，即寒湿泄泻，可加入吴茱萸、附子、干姜等；兼热，即湿热泄泻，可加入黄连、黄芩；夹积，可加入神曲、山楂；夹虚，可加入人参、茯苓等温补之品。

【解析】泄泻，是指大便次数增多，粪质稀溏或完谷不化，甚至泻出如水样。泄泻作为一个病证，其发生原因主要是由于湿胜和脾虚失运。外因与湿邪关系最大，湿邪侵入，损伤脾胃，运化失常，即《素问·阴阳应象大论》所谓“湿胜则濡泻”。内因则与脾虚关系最为密切，脾虚失运，水谷不化精微，湿浊内生，混杂而下，发生泄泻。《景岳全书·泄泻》篇指出：“泄泻之本，无不由于脾胃。”即使是肝肾所引起的泄泻，也多在脾虚的基础上发生。脾虚失运，可导致湿胜，而湿胜又可影响脾的运化，故脾虚与湿胜是互相影响、互为因果的。治疗泄泻多从健脾祛湿入手，胃苓汤为常用的有效方。

【原文】

脾肾泻[①]**，近天明。**五鼓以后泻者，肾虚也。泻有定时者，土主信，脾虚也。故名脾肾泻。

四神服，勿纷更。四神丸加白术、人参、干姜、附子、茯苓、罂粟壳之类为丸，久服方效。

【提要】本段论述脾肾阳虚泄泻的症状及治疗方药。

【注释】

①脾肾泻：指肾阳虚衰，不能温煦脾土而发

生的泄泻。脾肾泄的主要症状是黎明之前脐腹作痛，肠鸣即泻，泻后则安，形寒肢冷，腰膝酸软，舌淡苔白，脉沉细。对于黎明泄泻的产生，中医病机学认为是因黎明之前阴寒较盛，脾阳更衰所致。

【白话解】脾肾阳虚引起的泄泻多发生在近天明的时候，治疗这种病应该长期服用四神丸，四神丸通过补益命门之火来暖脾，燥湿散寒而止泻，应长期坚持服用，切勿频繁地更换处方，以免影响疗效。

【原文】

恒法[①]**外，内经精。**照此法治而不愈者，宜求之《内经》。

肠脏说[②]**，得其情。**肠热脏寒，肠寒脏热。《内经》精义，张石顽颇得其解。

泻心类[③]**，特丁宁**[④]。诸泻心汤张石顽俱借来治泻，与《内经》之旨颇合。详载《医学从众录》。

【提要】本段论述了《内经》的肠脏说，陈氏认为，泄泻有相当一部分是寒热错杂的，《伤寒论》中的泻心汤类方剂很适合治疗这一类泄泻证。

【注释】

①恒法：常规疗法。

②肠脏说：《内经》说："肠中热，则出黄汗如糜，脐以下皮寒；肠中寒，肠鸣飧泄。"清代张石顽所著《张氏医通》，根据《内经》的理论，阐述了泄泻与肠脏寒热相互影响的关系。陈修园进一步体会了泄泻有肠热脏寒，或脏热肠寒的寒热错杂现象，治疗提示可用泻心汤一类寒热并用、辛开苦降的方剂。

③泻心类：指《伤寒论》里记载的各种泻心汤。

④丁宁：即叮咛，反复嘱咐。

【白话解】前面所谈的泄泻多是比较典型的寒证、热证、虚证、实证，除此以外，临床还有一些不太典型的、症状错综复杂的泄泻病证，如胃寒而肠热，或肠寒而胃热，这就是《内经》中记载的肠脏学说。治疗应使用《伤寒论》中所载的泻心汤一类的方剂，这是在临证时需要特别注意的。

附方

1. 胃苓散　消胀行水。

药物：苍术一钱五分，炒白术、厚朴各一钱

五分，桂枝一钱，陈皮、泽泻、猪苓各一钱五分，炙甘草七分，茯苓四钱。

用法：加生姜五片，水三杯，煎八分服。

2. 四神丸　治脾肾虚寒，五更泄泻。

药物：补骨脂（酒炒）四两，肉豆蔻（面煨去油）、吴茱萸（泡）、五味子（炒）各二两。

用法：用红枣五两，生姜五两，同煮。去姜，将枣去皮核捣烂为丸，如桐子大。每日五更服三钱，临卧服三钱，米汤下。加白术、附子、罂粟、人参更效。

3. 生姜泻心汤、黄连汤、甘草泻心汤、半夏泻心汤、干姜黄芩黄连人参汤、厚朴生姜半夏甘草人参汤。

以上六方，俱见《伤寒论读》。

十五、眩晕

【原文】

眩晕证[1]，皆属肝。《内经》云：诸风掉眩，皆属于肝。

肝风木，相火[②]干。厥阴为风木之脏，厥阴风木为少阳相火所居。

风火动，两动抟[③]。风与火皆属阳而主动，两动相抟，则为旋转。

头旋转，眼纷繁[④]。此二句，写眩晕之象也。

【提要】本段论述眩晕的产生与肝的功能失常密切相关。

【注释】

①眩晕证：眩晕证是目眩与头晕的总称。目眩，即眼花或眼前发黑，视物模糊；头晕，即感自身或外界影物旋转，站立不稳。二者常同时并见，故统称“眩晕”。眩晕多属肝的病变，可由风、火、痰、虚等多种原因引起。

②相火：与“君火”相对而言。二火相互配合，以温养脏腑、维持人体各种功能活动。一般认为命门、肝、胆、三焦均内寄相火，在正常生理状态时，都是君火活动，相火受君火的制约，是潜藏不动的。在病理状态时，如肝肾阴虚，则相火失制，即可形成相火妄动之证。

③抟（tuán）：同团。

④头旋转，眼纷繁：形容头晕目眩的样子。

【白话解】眩晕这种病证的发生大多与肝有关。肝属厥阴风木，内寄相火，风与火都属阳而主动，风火相互裹挟，风借火势，火助风威，风火升腾，即可引起眩晕证的发生。

【原文】

虚痰火[①]**，各分观。**仲景主痰饮，丹溪宗河间之说，谓无痰不眩，无火不晕。《内经》云：精虚则眩。又云：肾虚则头重高摇，髓海不足则脑转耳鸣。诸说不同如此。

究其指，总一般。究其殊途同归之旨，木动则生风，风生而火发，故河间以风火立论也。风生必挟木势而克土，土病则聚液而成痰，故仲景以痰饮立论、丹溪以痰火立论也。究之肾为肝母，肾主藏精，精虚则脑空，脑空则旋转而耳鸣。故《内经》以精虚及髓海不足立论也。言虚者言其病根，言实者言其病象，其实一以贯之也。

【提要】本段具体论述眩晕的成因。

【注释】

①虚痰火：指几种对眩晕证成因的立论学说。

《内经》说是肾虚，张仲景说是痰饮，刘河间说是风火，朱丹溪说是痰火。如果深入一步看，就会发现这三种论点实际上并不矛盾，彼此并不孤立，而是有其内在联系的，肾是肝之母，肾虚则水不涵木以致肝木生风，生风必克脾土，土虚则聚液成痰。

【白话解】古人对于眩晕证的形成原因有“虚、火、痰”三种不同的观点，但深究它们的本质，还是可以互相统一的。

【原文】

痰火亢，大黄安。寸脉滑，按之益坚者，为上实。丹溪用大黄一味，酒炒三遍为末，茶调下一二钱。

上虚[①]甚，鹿茸餐。寸脉大，按之即散者，为上虚，宜鹿茸酒。鹿茸生于头，取其以类相从，且入督脉而通于脑。每用半两酒煎去滓，入麝香少许服。或用补中益气汤及芪术膏之类。此证如钩藤、天麻、菊花之类，俱可为使。

欲下取，求其端[②]。端，头也，谓寻到源头也。欲荣其上，必灌其根，古人有上病下取法。

左归饮，正元丹。左归饮加肉苁蓉、川芎、细辛甚效，正元丹亦妙。

【提要】本段论述了痰火眩晕、上虚眩晕及下虚眩晕的具体治法。

【注释】

①上虚：即髓海空虚，脑转耳鸣之症，脉寸大而无力。

②欲下取，求其端：端，头也，也就是寻找事物发生的根本原因。中医治则中有治病求本一说，欲荣其上，必灌其根，故有上病下取的治法，充分体现了治病求本的精神。

【白话解】如果眩晕是由痰火亢盛所致，属于上部的实证，治疗可用一味大黄散来除痰降火。如果是由于上部虚损，就应服用鹿茸酒来补养。如治疗下虚上盛之证，应首先探求疾病的根源，上盛往往是由于下虚不能涵敛所致，所以下虚是疾病发生的根源，如下部虚损能得到滋养，那么表现于上部的眩晕之象也就没有了。加味左归饮、正元丹等，都是滋补肝肾之阴治疗下虚眩晕的好方子。

附方

1. 一味大黄散　治实证眩晕，痰火上盛。

药物：大黄一二钱（酒炒）。

用法：研末，茶调，一次服。

2. 鹿茸酒　治上虚眩晕。

药物：鹿茸半两。

用法：酒煎去渣，入麝香少许服。

3. 加味左归饮　治肾虚头痛如神，并治眩晕目痛。

药物：熟地黄七八钱，山茱萸、怀山药、茯苓、枸杞子各三钱，细辛、炙甘草各一钱，川芎二钱，肉苁蓉（酒洗切片）三四钱。

用法：水三杯，煎八分，温服。

4. 正元丹　《秘旨》。治命门火衰，不能生土，下利厥冷。有时阴火上冲，则头面赤热，眩晕恶心。

药物：人参三两（用附子一两煮汁收入，去附子），黄芪一两五钱（用川芎一两酒煮汁收入，去川芎），山药一两（用干姜二钱煮汁收入，去干姜），白术三两（用陈皮五钱煮汁收入，去陈皮），茯苓二两（用肉桂六钱酒煮汁收入，晒干勿见火，去桂），甘草一两五钱（用乌药一两煮汁收入，去乌药）。

用法：上六味，除茯苓，文武火缓缓焙干，勿炒伤药性，杵为散。每三钱，水一盏、姜三片、红枣一枚同煎数沸，入盐一捻，和滓调服。服后，饮热酒一杯，以助药力。

十六、呕、哕、吐（附呃逆）

【原文】

呕吐哕[①]**，皆属胃**。呕字从沤，沤者水也，口中出水而无食也。吐字从土，土者食也，口中吐食而无水也。呕吐者，水与食并出也。哕者，口中有秽味也，又谓之干呕，口中有秽味，未有不干呕也。呃逆者，气冲有声，声短而频也。其病皆属于胃。

二陈加，时医贵。二陈汤倍生姜，安胃降逆药也。寒加丁香、砂仁；若热，加黄连、鲜竹茹、石斛之类。

【提要】本段论述了呕、哕、吐的发生多与胃的功能失常有关。

【注释】

①呕吐哕：都是食物或痰涎等由胃中上逆而出的病证。三者中呕为有声有物；吐为有物无声；哕为有声无物。由于临床上很难将它们截然分开，故常合称。呕吐的产生多为胃失和降，气逆于上所致，故凡外感、内伤、或饮食失宜等有损于胃者，皆可发生呕吐。

【白话解】呕吐哕等症状，皆属胃病范围，临床主要用降逆除痰止呕的二陈汤加减治疗，如属寒性的呕吐哕，可于本方内加入生姜、丁香、砂仁，以散寒降逆安胃止呕；如是热性的呕吐哕，可于本方内加入黄连、鲜竹茹、石斛等清热止呕。这是目前一般医生所常用的方法。

【原文】

玉函经①**，难仿佛**②。寒热攻补，一定不移。

【提要】在《金匮玉函经》中有关于如何治疗呕、哕、吐的内容，应努力研究。

【注释】

①玉函经：即《金匮玉函经》，是张仲景所著《伤寒论》的古传本之一。1066 年经北宋校正

医书局校定，与宋本《伤寒论》同时刊行，其内容与宋本基本相同，但体例编次不同。

②仿佛：仿效。

【白话解】《金匮玉函经》对于治疗呕吐哕的法则有详细而正确的论述，必须深入研究揣摩，否则是很难掌握和仿效的。

【原文】

小柴胡，少阳谓。寒热往来而呕者，属少阳也。

吴茱萸，平酸味。吴茱萸汤治阳明食谷欲呕者，又治少阴证吐利、手足逆冷、烦躁欲死者，又治干呕吐涎沫者。此证呕吐，多有酸味。

【提要】本段论述呕、吐、哕的病因及治疗方药。

【白话解】张仲景用小柴胡汤和解枢机治疗少阳病的呕吐。又用吴茱萸汤来治疗阳明食谷欲呕和少阴证吐利、干呕吐涎沫者，以平制酸水。

【解析】许多疾病可见呕吐。少阳病的主要症状之一呕吐，究其产生的原因，中医学认为是由于少阳受病，经气不利，肝木乘土，胆热犯胃所致。治疗重在和解枢机，枢机畅利则呕吐自除。

【原文】

食已吐，胃热沸[①]。食已即吐，其人胃素有热，食复入，两热相冲，不得停留。

黄草汤，下其气。大黄甘草汤治食已即吐。《金匮》云：欲吐者不可下之。又云：食已即吐者，大黄甘草汤下之。何也？曰：病在上而欲吐，宜因而越之。若逆之使下，则必愦乱益甚。若既吐矣，吐而不已，是有升无降，当逆折之。

【注释】

①沸：指胃热过重，像水要沸腾一样。

【白话解】食物吃下以后，立即吐出，这是由于患者素有胃热，吃进食物后两热相冲，向上升腾的缘故，治疗用大黄甘草汤清泻胃热，呕吐就可止住了。

【原文】

食不入，火堪畏。王太仆云：食不得入，是有火也。

黄连汤，为经纬[①]。喻嘉言用进退黄连汤，柯韵伯用干姜黄连黄芩人参汤，推之泻心汤亦可借用，以此数汤为经纬。

【提要】以上两段均论述胃热呕吐的治疗。

【注释】

①经纬：竖者为经，横者为纬。这里比喻为规范、楷模。

【白话解】如果患者不能进食，这是由于胃中有火的缘故，进退黄连汤、干姜黄连黄芩人参汤，苦寒清热都是治疗热性呕吐的范例。

【原文】

若呃逆[1]，代赭汇[2]。代赭旋覆汤治噫气，即治呃逆。若久病呃逆，为胃气将绝，用人参一两，干姜、附子各三钱，丁香、柿蒂各一钱，可救十中之一。

【提要】本段论述呃逆的治疗。

【注释】

①呃逆：指气逆上冲，出于喉间，呃呃连声，声短而频，不能自止的病证。可偶然单独发生，也可成为他病的兼证连续而作。有虚实之分。

②汇：类。

【白话解】至于呃逆病证，也属胃病范围，是胃气上逆的表现，治疗可用旋覆代赭汤一类的方剂。旋覆代赭汤降逆益气和胃，各种呃逆均可随症加减使用。若久病呃逆，是胃气将绝之兆，若用人参、干姜、附子、丁香、柿蒂来治疗，可以挽救部分病人。

附方

1. 二陈汤　方见本书“二、中风”。

2. 小柴胡汤　方见本书“五、疟疾”。

3. 吴茱萸汤　方见本书“七、心腹痛、胸痹”。

4. 大黄甘草汤　《金匮》。治食已即吐。

药物：大黄五钱，甘草一钱五分。

用法：水二杯，煎八分服。

5. 进退黄连汤　治胃中有热呕吐。

药物：黄连（姜汁炒）、干姜（炮）、人参（人乳拌蒸）各一钱五分，桂枝一钱，半夏（姜制）一钱五分，大枣二枚。

用法：进法，本方七味俱不制，水三茶杯，煎一杯温服。退法，不宜用桂枝，黄连减半，或加肉桂五分。如上逐味制熟，煎服法同。

6. 干姜黄连黄芩人参汤　仲景。凡呕家夹热，不利于香砂橘半者，服此如神。

药物：干姜、黄连、黄芩、人参各一钱五分。

用法：水一杯半，煎七分服。

7. 旋覆代赭汤　治胃虚心下痞硬，噫气，也治呃逆呕吐等症。

药物：旋覆花三两，代赭石（煅）一两，人参二两，半夏五合，生姜五两，甘草三两，大枣十二枚。

用法：水煎，一日分三次服。

十七、癫、狂、痫

【原文】

重阳狂[①]**，重阴癫**[②]。《内经》云：重阳者狂，重阴者癫。

静阴象，动阳宣。癫者笑哭无时，语言无序，其人常静。狂者詈骂不避亲疏，其人常动。

【提要】本段谈狂与癫的区别。

【注释】

①重阳狂：《内经》说："重阳者狂。"重阳就是阳气过盛。狂证以精神亢奋，狂躁刚暴，

喧扰不宁为特征，多由七情过激，脏腑功能失调，以致痰火壅盛，迷塞心窍而成。

②重阴癫：《内经》说："重阴者癫。"重阴就是阴气过盛。癫证以精神抑郁，表情淡漠，沉默痴呆，静而少动为特征。也多由思虑过度，所思不遂，以致神气受损或痰湿上蒙心窍而成。

【白话解】癫和狂都是精神失常的病证，但狂证属阳热证，阳主动；癫属阴寒证，阴主静。所以癫证以静默痴呆、狂证以喧扰不宁为特征。

【原文】

狂多实，痰宜蠲[①]。蠲除顽痰，滚痰丸加乌梅、朱砂治之，生铁落饮、当归承气汤亦妙。

癫虚发，石补天[②]。磁朱丸是炼石补天手法，骆氏《内经拾遗》用温胆汤。

【提要】本段论述狂、癫的治疗。

【注释】

①蠲（juān）：除去的意思。古人认为狂证是由于患者精神上受到了某种过度刺激，以致体内痰火郁结，上蒙心窍所致，所以治疗以泻下痰火为主，礞石滚痰丸就是一个很好的方剂。

②石补天：癫证多属虚，治疗以补虚镇怯为主，重能镇怯，“石补天”正是借女娲炼石补天作比喻，来形容磁石、朱砂、龙骨、礞石等一类金石之品能够镇怯安神，对于治疗癫证有良好的疗效。

【白话解】狂证多属实证，由于痰热蒙蔽心窍所致，治疗方法应以祛痰为主。癫证多属虚证，多由神气虚弱所致，治疗应以镇怯安神为主，重能镇怯，所以磁石、朱砂一类的金石之药，对于治疗癫证是很适宜的，临床常用成药磁朱丸。

【解析】癫狂都是七情过激，精神失常的病症，一般来说狂多属实，痰火内蕴；癫多属虚，痰气内阻。但也不是绝对的，二者在临床上可以相互转化，有时以癫为主，有时以狂发作，治疗应抓住气、火、痰、湿几个方面，灵活运用，不要拘泥。滚痰丸加乌梅、朱砂，生铁落饮，当归承气汤，磁朱丸，温胆汤等为常用方。

【原文】

忽搐搦[①]**，痫病**[②]**然。**手足抽掣，猝倒无知，忽作忽止，病有间断，故名曰痫。

五畜状，吐痰涎。肺如犬吠，肝如羊嘶，心如马鸣，脾如牛吼，肾如猪叫，每发必口角流涎。

有生病，历岁年。由母腹中受惊，积久失调，一触而发。病起于有生之初，非年来之新病也。《内经拾遗》用温胆汤，柯韵伯用磁朱丸。

火气亢，芦荟平。火气亢，必以大苦大寒之剂以降之，宜当归芦荟丸。

痰积痼[③]，丹矾穿。丹矾丸能穿入心包络，导其痰涎从大便而出，然不如磁朱丸之妥当。

【提要】本段论述痫病的症状及治疗。

【注释】

①搐搦：肌肉不随意地收缩颤动。

②痫病：也称“癫”“羊角风”，以突然昏倒，不省人事，口吐涎沫，肢体抽搐，口中如作猪羊五畜叫声为主要临床表现的一种发作性精神失常疾病。可由痰、火、惊、气、血和先天因素等病因而成。

③痼：积久不易医治。

【白话解】痫病以突然昏倒不省人事，手足抽搐为典型症状，发作时患者常作狗猪羊等叫声，并且口角流涎或白沫。这种病是由于在母体内受到惊吓等刺激而成，是先天所致生而就有的，常常经年不愈。倘若火气亢盛的，可用当归龙荟丸来清泻肝火；如果是由于痰涎顽固积结所致的，可用丹矾丸来祛痰。

【原文】

三证本，厥阴[1]愆[2]。以上治法，时医习用而不效者，未知其本在于厥阴也。厥阴属风木，与少阳相火同居。厥阴之气逆，则诸气皆逆。气逆则火发，火发则风生。风生则挟木势而害土，土病则聚液而成痰。痰成必归迸入心，为以上诸证。

体用[3]变，标本[4]迁。其本阴，其体热。

伏所主，所因[5]先。伏其所主，先其所因。

收散[6]互，逆从[7]连。或收或散，或逆或从，随所利而行之。

和中气，妙转旋。调其中气，使之和平。自伏所主至此，其小注俱《内经》本文。转旋，言心手灵活也，其要旨在调其中气二句。中气者，土气也。治肝不应，当取阳明，制其侮也。

悟到此，治立痊。证虽可治，而任之不专，亦无如之何矣。

【提要】本段论述癫、狂、痫的病因及治法。

【注释】

①厥阴：指足厥阴肝。

②愆：过失。此处当病变讲。

③体用：体，是物质实体；用，是作用、功能。体用就是物质实体与功能作用的相互关系。

④标本：语出《素问·标本病传论》，是通过辨别病证的主次、本末、轻重、缓急来决定治疗的准则。中医学中标本有多种含义，如正气为本，邪气为标；病源为本，症状为标；旧病为本，新病为标等等，临床的治疗原则是“急则治其标，缓则治其本”。癫、狂、痫三证的本在厥阴肝。厥阴属风木，与少阳相火同居。厥阴之气逆则火发，火发则风生，风生则挟木势而害土，土病则聚液而成痰，痰成必归于心而为以上三证。据此可知，癫、狂、痫病证的“本”是先病的厥阴肝，“标”是后病的脾心。

⑤伏所主，所因先：如果想要制伏疾病的主要症状，必须要先明确它发生的原因。

⑥收散：是两种治疗方法。收法是收敛涣散的精气；散法是疏散内郁的邪气。

⑦逆从：指逆治法和从治法。逆治法又称正

治法，是逆疾病证候而治的一种常用的治疗方法，如“寒者热之”“热者寒之”“虚则补之”“实则泻之”等。正治法适用于疾病的征象与本质相一致的病证。从治法，又叫反治，是顺从疾病假象而治的一种特殊的治疗方法，但究其本质，还是针对疾病的本质而治的治疗方法。临床常用的从治法有“热因热用”“寒因寒用”“通因通用”“塞因塞用”等。

【白话解】一般医生有时应用以上治法仍不奏效，这是因为他们不知道癫、狂、三证的病源是由于足厥阴肝的功能不正常。治疗时应根据患者体质的强弱和症状缓急的不同，灵活机动地掌握治标与治本的先后。《内经》上说，如果想要制伏疾病的主要症状，必须首先明确其发生的原因，然后根据不同的病因，或用收法，或用散法，或用逆治法，或用从治法，而最主要的还是调治中焦脾胃，使它们能发挥微妙的斡旋作用，以调整整体功能。如果能够揣摩清楚这些理论原则，治疗癫、狂、痫等病就可以很快收到效果。

附方

1. *滚痰丸*　王隐君。治一切实痰异证。孕妇忌服。

药物：青礞石三两（研如米大，同焰硝三两用新磁罐内封固，以铁线扎之，外以盐泥封固，煅过研末，水飞二两实），沉香五分（另研），川大黄（酒蒸）、黄芩（炒）各八两。

用法：共为末，水泛为丸，绿豆大，每服一钱至二钱，食远沸汤下。

2. 磁朱丸　治癫狂痫如神。

药物：磁石一两，朱砂一两，六神曲三两（生研）。

用法：共研末。另以六神曲一两，水和作饼，煮浮。入前药加炼蜜为丸，如麻子大。沸汤下二钱。

3. 当归龙荟丸　治肝经实火，大便秘结，小便涩滞。或胸膈疼痛，阴囊肿胀。凡属肝经实火，皆宜用之。

药物：当归、龙胆草、栀子仁、黄柏、黄连、黄芩各一两，大黄、芦荟、青黛各五钱，木香二钱五分，麝香（另研）五分。

用法：共为末，神曲糊丸，每服二十丸，姜汤下。

4. 丹矾丸　《医通》。治五痫。

药物：黄丹一两，白矾二两。

用法：二味入银罐中煅通红，为末。入腊茶一两，不落水猪心血为丸，朱砂为衣。每服三十丸，茶清下。

十八、五淋、癃闭、赤白浊、遗精

【原文】

五淋病[1]**，皆热结。**淋者，小便痛涩淋沥，欲去不去，欲止不止是也，皆热气结于膀胱。

膏石劳，气与血。石淋下如砂石，膏淋下如膏脂，劳淋从劳力而得，气淋气滞不通、脐下闷痛，血淋瘀血停蓄、茎中割痛。

【提要】本段论述五种淋病的成因和症状。

【注释】

①五淋病：即五种淋病，临床表现各有不同，但总以小便频急，淋沥不尽，尿道涩痛，少腹拘急，痛引脐中为共有特征。膏淋，小便中有脓样或精液样物；石淋，尿中有砂石状物，疼痛较剧；劳淋，小便涩痛，淋沥不已，时愈时作，

多由劳倦所致；气淋，气滞不通，或年老气虚，常有余沥不尽，小腹膨满胀气的症状；血淋，尿时剧痛，尿中有血。

【**白话解**】根据中医古籍记载，淋病有五种，它们的发病原因，多是由于热气结于膀胱所致。五淋包括膏淋、石淋、劳淋、气淋和血淋。

【**原文**】

五淋汤，是秘诀。石淋以此汤煎送发灰、滑石、石首鱼头内石研末；膏淋合萆薢分清饮；气淋加荆芥、香附、生麦芽，不愈，再加升麻或用吐法；劳淋合补中益气汤；血淋加牛膝、郁金、桃仁，入麝香少许温服。

败精淋[①]，加味啜[②]。过服金石药，或老人阳已痿，思色以降其精，以致内败而为淋，宜前汤加萆薢、石菖蒲、菟丝子以导之。

外冷淋[③]，肾气咽。五淋之外，又有冷淋。其证外候恶冷，喜饮热汤，宜加味肾气丸以盐汤咽下。

【**提要**】本段论述五淋的治疗。

【**注释**】

①败精淋：据古医籍记载，败精淋的成因多是

由于过服金石药或年老房室不慎，以致精败而为淋。

②啜（chuò）：喝、饮、服用。

③冷淋：是一种由于肾阳虚衰而成的淋证，病人形寒肢冷，喜热饮。水积膀胱，尿道肿痛，小便清白。

【白话解】五淋汤是治疗各种淋病的好方子，随症加减，可统治5种淋病。如遇由于败精阻窍而成的淋病，可在本方中加入萆薢、石菖蒲、菟丝子来服用。此外，还有一种冷淋，多由肾阳虚衰、气化不利所致，可用肾气丸治之。

【解析】淋证多见于现代医学的泌尿系感染。淋证以尿急、尿频，淋沥不尽，尿道涩痛，小腹拘急，痛引脐中为特点。多因肾虚、膀胱湿热，气化失司，水道不利所致。但以湿热为主，病位在肾与膀胱，病初多邪实之证，病久则由实转虚，也可呈现虚实夹杂的证候。其临床症状有两类，一类是膀胱气化失常，水道不利所引起；另一类是各种淋证的特殊症状。前者是诊断淋证的依据，后者是诊断淋证的指征。应与淋证作鉴别的病证有：癃闭、赤白浊、尿血等。

淋证中医一般分为5种类型，即热淋、血淋、气淋、石淋和膏淋，也有分为6种类型的，即再加劳淋。在辨证时，要抓住辨明淋证种类、审查证候虚实、注意标本缓急3个要点。一般来说，热淋、石淋属实，前者宜利尿通淋、清热解毒，后者当通淋利尿、涤除砂石；劳淋属虚，肾劳补肾，脾劳补中，心劳补益气阴。血淋、气淋、膏淋，或实或虚。实证血淋当清热通淋、凉血止血，气淋当理气和血、通利除湿、分清别浊，清心通络；虚证血淋宜滋补肾阴，清热止血，气淋宜补中健脾、益气升陷。膏淋宜补肾固涩。

各种淋证的关系，表现在转归上，一是虚实的互相转化，二是各种淋证的互相转化，也可两种淋证或虚实同时并见。认识这种转化关系，对临床有实际指导意义。

【原文】

点滴无，名癃闭①。小便点滴不通，与五淋之短缩不同。

【提要】本段论述癃闭与淋证的异同。

【注释】

①癃闭：指小便不利，点滴难出，甚则闭塞

不通为主证的一种疾患。临床常以小便不利，点滴难出，病势较缓者为“癃”；以小便闭塞、点滴不通，病势较急者为“闭”。本病病位在膀胱，但与肺、肾、三焦等脏腑气化失常有关。

【白话解】小便点滴难出，甚则完全闭止的病证，称为癃闭。

【原文】

气道[①]调，江河决。前汤加化气之药，或吞滋肾丸多效。《孟子》云：若决江河，沛然莫之能御也。引来喻小便之多也。

上窍[②]通，下窍[③]泄。如滴水之器，闭其上而倒悬之，点滴不能下也。去其上闭，而水自通。宜服补中益气汤，再服以手探吐。

外窍[④]开，水源[⑤]凿。又法：启其外窍，即以开其内窍。麻黄力猛，能通阳气于至阴之地下；肺气主皮毛，配杏仁以降气下达州都，导水必自高原之义也，以前饮加此二味甚效。夏月不敢用麻黄，以苏叶、防风、杏仁等份水煎服，温覆微汗，水即利矣。虚人以人参、麻黄各一两水煎服，神效。

分利[⑥]多，医便错。愈利愈闭矣。

【提要】本段论述癃闭的治疗原则。

【注释】

①气道：指三焦气道。

②上窍：指耳、目、口、鼻。

③下窍：指前后二阴，此处特指前阴。

④外窍：皮毛上的汗孔。

⑤水源：指肺脏，“肺为水之上源”。肺气能宣发肃降，则全身水液就可下行。中医治疗水肿常用开肺气以利小便的方法，俗称“提壶揭盖法”。

⑥分利：利小便。

【白话解】治疗癃闭，首先应当调畅三焦气机，气机一畅，小便自然通利，就好像江河决口一样，一泻而下。同样道理，上窍通畅了，下窍也就通利了；汗孔开，肺气能够宣降，则全身水液自然下行。如果不注意从这几个方面入手治疗，只是一味地分利小便，那是十分错误的，甚至可出现愈利愈闭的后果。

【解析】癃闭是指小便量少，点滴而出，甚则闭塞不通为主症的一种疾患。以小便不利，点滴而短少，病势较缓者称为“癃”；以小便闭塞，点滴不通，病势较急者称为“闭”。癃和闭虽有区别，但都是指排尿困难，只有程度上的不同，亦有始则点滴而量少，继则闭而不通者，因此多合称为癃闭。本病病位在肾与膀胱，但与三焦气化相关。多因湿热、气结、瘀血阻碍气化，或中气不足，或肾阴、肾阳亏虚而致气化不行所致。

对癃闭的治疗首先要抓住主证，辨证求因；其次要根据证候区分虚实；然后再权衡轻重缓急，进行治疗。实证治宜清湿热、散瘀结、利气机而通水道；虚证治宜补脾肾、助气化，从而达到气化得行、小便自通的目的。在小便点滴不通的情况下，内服药缓不济急，可选用多种外治法来急通小便，目前临床常用的导尿法和针灸疗法，既简便又有效，可以采用。

【原文】

浊①又殊②，窍道别。淋出溺窍，浊出精窍。

前饮投，精愈涸③。水愈利而肾愈虚矣。

【提要】本段论述尿浊的症状、病因及分类。

【注释】

①浊：指小便混浊，白如泔水，但小便时无尿

道疼痛为特征的疾患。多因脾肾亏虚或湿热下注引起。临床上常根据小便混浊的颜色进行分类，色白者为白浊，色赤者为赤浊，白赤相间者为赤白浊。

②殊：不同。

③涸（hé）：水干。

【白话解】尿浊与淋证又不同，从病位来看，浊出精窍，淋出溺窍，如果仍用上述通利水道的五淋汤来治疗，则会愈利肾精愈虚。

【原文】

肾套[1]谈，理脾恪[2]。治浊只用肾家套药，不效。盖以脾主土，土病湿热下注，则小水混浊。湿胜于热则为白浊，热胜于湿则为赤浊，湿热去则浊者清矣。

分清饮，佐黄柏。萆薢分清饮加苍术、白术，再加黄柏苦以燥湿，寒以除热。

心肾方，随补缀[3]。六八味汤丸加龙、牡，肾药也。四君子汤加远志，心药也。心肾之药与前饮间服。

【提要】本段论述尿浊的治法，重在理脾。

【注释】

①肾套：指治肾的那些常用方法。

②恪（kè）：谨慎而恭敬。理脾恪就是恪守理脾治疗法则。

③补缀：此处当补充讲。

【白话解】治浊如搬用治肾那一套方法，往往效果不好。这是因为脾主土，土病湿热下注则小便混浊。正确的治法应当注重调理脾胃，方剂用萆薢分清饮加黄柏，如再配入调理心肾的方药，效果就更好了。

【解析】尿浊是指小便混浊，白如泔浆，而小便时无尿道疼痛为特征的疾患。其形成原因主要为湿热下注，或脾肾亏虚。对尿浊的辨证，首先要分清是尿浊还是精浊，是白浊还是赤浊，进一步还须审察虚实，一般来说，初起多属实证，病久多属虚证或虚实夹杂。尿浊的治疗，实证宜清利，虚证宜补益，但尚需注意清中寓补，补中寓通，做到清利不伤阴，补益不呆滞。治疗尿浊重在调理脾胃。临床上常根据小便混浊的颜色把尿浊分为两类：白色者为白浊，赤色者为赤浊，也有把两者合在一起称为赤白浊的。尿浊需与精浊、膏淋等病进行鉴别。尿浊的病因有湿热内蕴、脾虚气陷、肾元亏损。病证初起多以湿热内蕴为主；久病不愈多为脾肾虚弱。

【原文】

若遗精①，另有设。与浊病又殊。

有梦遗②，龙胆折。有梦而遗，相火旺也。余每以龙胆泻肝汤送下五倍子丸二钱，多效。张石顽云：肝热则火淫于内，魂不内守，故多淫梦失精。又云：多是阴虚阳扰，其作必在黎明阳气发动之时，可以悟矣。妙香散甚佳。

无梦遗③，十全设。无梦而遗，是气虚不能摄精，宜十全大补汤，加龙骨、牡蛎、莲须、五味子、黄柏，为丸常服。

坎离交④，亦不切。时医遇此证，便云心肾不交，用茯神、远志、莲子、枣仁之类，未中病情，皆不切之套方也。

【提要】本段论述遗精与尿浊的鉴别，及遗精实证与虚证的治疗。

【注释】

①遗精：是指不因性交而精液自行泄出的病

证。多因君相火旺、湿热下注扰动精室，或肾虚精关不固等原因而成。

②梦遗：有梦而遗，多因君相火旺，或湿热下注所致。

③无梦遗：称为滑精，多因肾虚精关不固所致。

④坎离交：坎离是八卦中的两卦，坎属水，代表肾；离属火，代表心。坎离交，就是心肾相交。

【白话解】遗精这种病证的治疗方法又与尿浊不同。有梦而遗精，多属于相火旺盛，扰动精室而成，治疗可用龙胆泻肝汤清泻肝胆相火；无梦而遗，多为肾虚精关不固，治疗可用十全大补汤加味，以双补气血。时医每遇遗精，便认为是心肾不交，治疗只采用交通心肾之法，这是很不贴切的。

【解析】遗精是指不因性交而精液自行泄出的病证，为常见的男性疾病。遗精有梦遗和滑精的不同，病理性遗精要与生理性遗精相鉴别。遗精尚需与尿浊、膏淋等病证相鉴别。遗精形成原因多因恣情纵欲、劳心过度、妄想不遂和饮食不节等引起。遗精初起以实证为主，日久则多见虚证。实证又有君相火旺，湿热下注及痰火内蕴的不同；虚证则属肾虚不固，封藏失职；其中又有偏于肾阴虚和肾阳虚之别。遗精的治疗，实证以清泄为主，虚证治宜补肾固精，若虚而有热者，当予养阴清火。

附方

1. *五淋汤* 本方加味，可以统治五种淋病。

药物：赤茯苓三钱，白芍、山栀子各二钱，当归、细甘草各一钱四分。

用法：加灯心十四寸，水煎服。

2. *肾气丸* 方见本书“三、虚劳”。（即八味地黄丸）。

3. *萆薢分清饮* 治白浊。

药物：川萆薢四钱，益智仁、乌药各一钱半，石菖蒲一钱（一本加甘草梢一钱五分，茯苓二钱）。

用法：水二杯，煎八分，入盐一捻服，一日两服。

4. *龙胆泻肝汤* 治胁痛、口苦、耳聋、筋痿、阴湿热痒、阴肿、白浊、溲血。

药物：龙胆草三分，黄芩、栀子、泽泻各一钱，木通、车前子各五分，当归、甘草、生地各三分，柴胡一钱。

用法：水一杯半，煎八分服。

5. 十全大补汤　治诸虚百损，五劳七伤。

药物：人参、肉桂（去粗皮、不见火）、川芎、地黄（酒洗、蒸、焙）、茯苓（焙）、白术（焙）、甘草（炙）、黄芪（去芦）、川当归（洗、去芦）、白芍药各等分。

用法：水煎服无梦遗精，是气虚不能摄精，宜十全大补汤加龙骨、牡蛎、莲须、五味子、黄柏为丸常服。

十九、疝气

【原文】

疝①任②病，归厥阴③。经云：任脉为病，外结七疝，女子带下瘕聚。丹溪专治厥阴者，以肝主筋，又主痛也。

【提要】本段论述疝气的形成与任脉、冲脉的关系密切。

【注释】

①疝：是指睾丸、阴囊肿胀疼痛，或牵引少

腹疼痛的一类疾病。本病与足厥阴肝经、任脉的关系较为密切。

②任：指任脉，奇经八脉之一，起于胞中，下出会阴，经阴阜沿胸腹正中线上行至咽喉、头面。它的作用是总任一身之阴经，故名任。

③厥阴：指足厥阴肝的经脉，因该经循行绕阴器，所以疝病的发生与此条经脉关系十分密切。

【白话解】疝气是属于任脉的病，也与足厥阴肝经有关。

【原文】

寒筋水，气血寻。寒疝、筋疝、水疝、气疝、血疝。

狐出入，㿗顽麻。狐疝，卧则入腹，立则出腹。㿗疝，大如升斗，顽麻不痛。

【提要】本段论述7种疝的临床症状。

【白话解】根据疝气的不同症状，古代有7疝之说，即寒疝、筋疝、水疝、气疝、血疝、狐疝、㿗疝。狐疝，卧则入腹，立即出腹，犹如狐之出没。㿗疝大如升斗，并有顽麻的感觉。

【解析】对疝气的鉴别和治疗可以参照历代

医家的观点。关于七疝的临床症状和如何鉴别，张子和在《儒门事亲·疝本肝经宜通勿塞》一书中有详细的描述：寒疝“其状囊冷，结硬如石，阴茎不举，或控睾丸而痛”。水疝“其状肾囊肿痛，阴汗时出，或囊肿而状如水晶，或囊痒而燥出黄水。”筋疝“其状阴茎肿胀，或溃或脓，或痛而里急筋缩。”血疝“其状如黄瓜，在少腹两旁”。气疝“其状上连肾区，下及阴囊。”狐疝“其状如瓦，卧则入小腹，行立则出小腹入囊中。”癫疝“其状阴囊肿缒，如升如斗，不痒不痛者是也。”

【原文】

专治气，景岳箴。景岳云：疝而曰气者，病在气也。寒有寒气，热有热气，湿有湿气，逆有逆气，俱当兼用气药也。

【白话解】治疗疝气重在治理气机，这是张景岳的主张。他说：“疝而曰气者，病在气也。寒有寒气，热有热气，湿有湿气，逆有逆气，俱当兼用气药也。”

【原文】

五苓散，加减斟。《别录》以此方加川楝子、木通、橘核、木香，通治诸疝。

茴香料，著医林。三层茴香丸治久疝，虽三十年之久，大如栲栳，皆可消散。

痛不已，须洗淋。阴肿核中痛，《千金翼》用雄黄一两，矾石二两，甘草一尺，水一斗，煮二升洗之，如神。

【提要】此二段均谈疝气的治疗。

【白话解】疝气也可用五苓散随症加减服饮。至于三层茴香丸的方子，在中医界是久负盛名的。如果疝气疼痛不止，那就必须配合外用法洗淋（如《千金翼》洗方），以助药力。

附方

1. 五苓散　仲景。本方治太阳证身热、口渴、小便少。今变其分两，借用治疝。

药物：猪苓、泽泻、茯苓各二钱，肉桂一钱，白术四钱。

用法：水三杯，煎八分服。加木通、川楝子各一钱五分，橘核三钱，木香一钱。

2. 三层茴香丸　治一切疝气如神。

药物：大茴香五钱（同盐五钱炒），川楝子一两，沙参、木香各一两。

用法：为末，米糊为丸如梧桐子大，每服三钱，空心温酒下，或盐汤下。才服尽，接第二料。

又照前方加荜茇一两，槟榔五钱，共五两。依前丸服法。若未愈，再服第三料。

又照前第二方加茯苓四两，附子（炮）一两，共八味，重十两。丸服如前。虽三十年之久，大如栲栳，皆可消散，神效。

3.《千金翼》洗方　治丈夫阴肿如斗，核中痛。

药物：雄黄末一两，矾石二两，甘草七钱。

用法：水五杯，煎二杯洗。

二十、痰饮

【原文】

痰饮[1]**源，水气**[2]**作。**水气上逆，得阳煎熬则稠而成痰，得阴凝聚则稀而成饮。然水归于肾，而受制于脾，治者必以脾肾为主。

【提要】本段论述痰饮产生的原因。

【注释】

①痰饮：此处是指水液在体内运化输布失常，停积于某些部位的一类病证。导致痰饮病证发生的原因很多，但不外乎外因和内因两个方面。外因主要包括感受外邪、饮食不节、饮水过量等；内因主要由阳气虚衰、劳倦气伤、血运不利等。这些因素往往又互为影响，导致肺脾肾等脏腑功能失调，其中尤以脾阳不运为发病的关键，使津液停聚化为痰饮，并随其停留部位的不同而产生各种临床症状。

②水气：指因脾不健运而产生的水湿之气。

【白话解】痰饮病产生的根源是体内水湿之气过盛。

【原文】

燥①**湿**②**分，治痰略**③。方书支离不可听。只以燥湿为辨，燥痰宜润肺，湿痰宜温脾，握要之法也。宜参之虚劳、咳嗽等篇。或老痰宜王节斋化痰丸，实痰怪症宜滚痰丸之类。

【提要】本段论述燥痰与湿痰的区别。

【注释】

①燥：指燥痰。燥痰的产生也可分内因、外因两个方面。外因多由感受燥邪，伤及肺脏，肺失清肃，灼液而成。内因多由久咳不止伤及肺阴，或肺肾阴虚，虚火灼肺，煎熬津液而成。燥痰以痰质胶黏难出，甚则咳吐白色泡沫，量少，或干咳，或痰中带血丝为特征。多伴有口鼻干燥、胸胁胀闷疼痛、舌干红少苔、脉细数等症。治疗应润肺清热化痰。

②湿：指湿痰。病因主要是由于脾肾阳虚不能运化水液，水液积留而成。临床表现为痰多而稀白、胸闷呕恶、咳喘身重、困倦无力、舌体胖大而苔滑腻。治疗宜温脾化痰。

③略：要领、大法。

【白话解】痰有燥痰和湿痰的分别，治疗燥痰应润肺，湿痰应温脾。这是治痰的要领。

【原文】

四饮①名，宜斟酌②。《金匮》云：其人素盛今瘦，水走肠间，沥沥有声，谓之痰饮。注：即今之久咳痰喘是也。饮后水流在胁下，咳唾引痛，谓之悬饮。注：即今之停饮胁痛证也。饮水流行，归于四肢，当汗出而不汗出，身体疼重，谓之溢饮。注：即今之风水、水肿证也。咳逆倚息，气短不得卧，其形如肿，谓之支饮。注：今之停饮喘满不得卧症也。又支饮，偏而不中正也。

参五脏，细量度。四饮犹未尽饮邪之为病也，凡五脏有偏虚之处，而饮留之。言脏不及腑者，腑属阳，在腑则行矣。《金匮》曰：水在心，心下坚筑短气，恶水不欲饮。水在肺，吐涎沫欲饮水。水在脾，少气身重。水在肝，胁下支满，嚏而痛。水在肾，心下悸。

【提要】本段论述《金匮要略》的4种饮证和饮停五脏所发生的病证的鉴别。

【注释】

①四饮：是张仲景《金匮要略》对痰饮的分类，分为四种。关于四饮的名称及症状，原文记载说："问曰：夫饮有四，何谓也？师曰：有痰饮、有悬饮、有溢饮、有支饮。问曰：四饮何以为异？师曰：其人素盛今瘦，水走肠间，沥沥有声，谓之痰饮。饮后水流在胁下，咳唾引痛，谓之悬饮。饮水流行，归于四肢，当汗出不汗出，

身体疼重，谓之溢饮。咳逆倚息，短气不得卧，其形如肿，谓之支饮。”

②斟酌：此处当给予正确的认识讲。

【白话解】《金匮要略》所述痰饮有四种类型，即痰饮、悬饮、溢饮、支饮，应当予以正确的认识。同时，《金匮要略》又指出以上四种痰饮还能影响五脏。古人认为五脏在抵御饮邪的侵害方面不如六腑，因腑属阳，故饮邪不易在此停留，而五脏属阴，凡有偏虚之处，则饮邪即可停留为患。所以痰饮之邪极易侵及五脏而发生各种病证，正如《金匮要略》所言：水在心，心下坚筑短气，恶水不欲饮。水在肺，吐涎沫欲饮水。水在脾，少气身重。水在肝，胁下支满，嚏而痛。水在肾，心下悸。以上这些，在临证时均需加以仔细分析。

【原文】

补和攻[①]**，视强弱。**宜补、宜攻、宜和，视乎病情，亦视乎人之本体强弱而施治也。

十六方[②]**，各凿凿**[③]。苓桂术甘汤、肾气丸、甘遂半夏汤、十枣汤、大青龙汤、小青龙汤、木防己汤、木防己加茯苓芒硝汤、泽泻汤、厚朴大黄汤、葶苈大枣泻肺汤、小半夏汤、已椒葶苈丸、小半夏加茯苓汤、五苓散、《外台》茯苓饮。

【提要】本段论述痰饮的治法和《金匮要略》所载治疗痰饮的16个方子。

【注释】

①补和攻：中医临证治疗所常用的8个基本大法（汗、吐、下、和、清、消、温、补）中的3种。补法：是通过滋养、补益人体气血阴阳，从而消除一切衰弱症状，达到愈病目的的一种治疗方法。和法：是针对病邪既不在表，又不在里，而在半表半里之间，用药和解的一种治疗方法。对于和解，应有正确的理解，所谓和解不是药物与邪气和解，而是指寒热并用、表里双解。适用于脏腑气血不和，或寒热混杂，或虚实互见的病证。攻法：即下法，是通过荡涤肠胃，泻出肠中积滞，或积水、瘀血，使停留于肠胃的宿食、燥屎、冷积、瘀血、痰结、停水等从下窍而出，以祛除病邪的一种治疗方法。

②十六方：指《金匮要略》治疗痰饮的16

个方子，即苓桂术甘汤、肾气丸、甘遂半夏汤、十枣汤、大青龙汤、小青龙汤、木防己汤、木防己汤去石膏加茯苓芒硝汤、泽泻汤、厚朴大黄汤、葶苈大枣泻肺汤、小半夏汤、己椒苈黄丸、小半夏加茯苓汤、五苓散、附方《外台》茯苓饮。

③凿凿：确实、确切。此处指疗效可靠。

【白话解】治疗痰饮或用补法，或用和法，或用攻法，都应视病人身体强弱来决定。《金匮要略·痰饮咳嗽病脉证并治篇》中有16个方子，如果运用得当，每个方子的疗效都是很好的。

【解析】关于《金匮要略》一书所载治疗痰饮的16个方剂，为中医临床治疗痰饮的常用方，都有很好的疗效。确如陈修园所说："十六方，各凿凿。"痰饮的病情，有上下内外之分，具体治法，也有发汗、攻下、和解、温补、分利等不同，其中以温化为正治法。尽管十六方均为治痰饮的方子，但治疗方法和侧重点各有不同，苓桂术甘汤、肾气丸健脾温肾，为治本之道；饮邪上犯，可用小半夏汤、小半夏加茯苓汤、葶苈大枣泻肺汤以治其标；兼表里证，可用大、小青龙汤以发汗；饮在下焦，可用五苓散、泽泻汤以利小便；饮邪深痼难化，可用十枣汤、甘遂半夏汤以逐水，并可用厚朴大黄汤、己椒苈黄丸去其实。此外，痰饮久留，每多虚实错杂，木防己汤、木防己去石膏加茯苓芒硝汤即为此而设。临证应首先辨清痰饮所在部位，兼证为何，然后选用适当方药，才能达到“各凿凿”的治疗效果。

【原文】

温药和[①]**，博返约**[②]。《金匮》云：病痰饮者，当以温药和之。忽揭出温药和之四字，即金针之度也。盖痰饮，水病也，水归于肾，而受制于脾；欲水由地中行而归其壑者，非用温药以化气不可也；欲水不泛溢而筑以堤防者，非用温药以补脾不可也。如苓桂术甘汤、肾气丸、小半夏汤、五苓散之类，皆温药也。即如十枣汤之十枚大枣，甘遂半夏汤之半升白蜜，木防己汤之参、桂，葶苈汤之大枣，亦寓温和之意。至于攻下之法，不过一时之权宜，而始终不可离温药之旨也。

阴霾[3]**除，阳光灼**[4]。饮为阴邪，必使离照当空，而群阴方能退散。余每用参苓术附加生姜汁之类取效。

滋润流[5]**，时医错**。方中若杂以地黄、麦冬、五味附和其阴，则阴霾冲逆肆空，饮邪滔天莫救矣，即肾气丸亦宜慎用。

【提要】本段论述痰饮病的治疗应以温化为主。

【注释】

①温药和：语出《金匮要略·痰饮咳嗽病脉证并治篇》："病痰饮者，当以温药和之。"饮为阴邪，最易伤人阳气。反之，阳能运化，饮亦自除。"温药和之"，温药，指具有温热性质的药物，"温"，具有振奋阳气，开发腠理，通行水道的作用；"和"，指温之不可太过，应以和为原则。陈修园对这句话的自注十分精辟，他说："盖痰饮，水病也，水归于肾，而受制于脾；欲水由地中行而归其壑者，非用温药以化气不可也；欲水不泛溢而筑以堤防者，非用温药以补脾不可也。"

②博返约：是一句成语，意思是提纲挈领，精简扼要。

③阴霾：参见本书“九、气喘”。

④灼：照耀的意思。

⑤滋润流：具有滋润作用的一类方剂。

【白话解】《金匮要略》说：“病痰饮者.当以温药和之。”这是因为患痰饮病的病人，多半是阳衰阴盛的，所以在治疗原则上，应该用温药来助阳行水化湿。这句话对痰饮病诸多纷繁的治法起了提纲挈领的作用。饮为阴邪，必须使阳气旺盛，才能使阴邪退散，好像拨开阴云浓雾，使阳光普照大地一样。现时有些医生却用滋润性的药物治疗痰饮，这只能更助阴邪，所以说是十分错误的。

【原文】

真武汤，水归壑[1]。方中以茯苓之淡以导之，白术之燥以制之，生姜之辛以行之，白芍之苦以泄之，得附子本经之药，领之以归其壑。

白散方[2]**，窥秘钥**。《三因》白散之妙，喻嘉言解之甚详。见于《医门法律·中风门》。

【提要】本段论述温阳利水法。

【注释】

①壑：山沟、山谷。

②白散方：指三因白散。

【白话解】真武汤温阳利水，可使泛滥的饮邪下归于肾而排出体外，就好像把泛滥的河水引入山沟里去一样。如若掌握了用三因白散治疗痰饮呕吐、头目眩晕之证，那就如同拿到了一把可以打开治疗痰饮病窍门的钥匙。

【解析】痰饮是指水液在体内运化输布失常，停聚于某些部位的一类病证。由外感寒湿、饮食不节、阳气虚弱等原因，导致肺脾肾功能失常所引起，其中尤以脾阳不运为发病之关键。痰饮在人体停留的部位不同，表现的症状不同，故有“百病多由痰作祟”之说。痰饮之为病，随处留积，走于肠间，则沥沥有声；留于胁下，则咳唾引痛；溢于四肢，则身体痛重；上逆于肺，则咳逆依息，短气不得卧。痰饮涉及的范围很广，广义的是指《金匮要略》所划分的四饮：痰饮、悬饮、溢饮、支饮。狭义的是指四饮之一的痰饮，至于留饮、伏饮，则因饮邪留而不去、伏而不出而命名，包括在四饮之内。此段论述的是广义的痰饮。

关于痰饮的治疗，一般而论，痰饮为阴盛阳虚、本虚标实之候，治疗以“温药和之”为大法，若痰饮壅盛，其证属实，可采用攻下逐饮、理气分消等法以祛其邪，继则扶脾固肾以治其本，至于脾肾阳虚之痰饮，则以扶正为首务，略参化饮之品，如真武汤、三因白散等。痰饮停积，影响气机升降，久郁又可化热，所以本病有夹气滞、夹痰热的不同，饮邪内蓄，复感外邪，又易诱发而使病情加剧，故治疗本病，应注意辨明有无兼夹。应用中医的痰饮理论和治法方药，治疗西医的有关疾病，如慢性气管炎、胸腔积液、梅尼埃病等，取得了较好的疗效，丰富和发展了中医痰饮理论和辨证论治内容。

附方

1. 苓桂术甘汤　《金匮》。治胸胁支满目眩。并治饮邪阻滞心肺之阳，令呼气短。方见本书“九、气喘”。

2. 肾气丸　治饮邪阻滞肝肾之阴，令吸气短。方见本书“三、虚劳”。

3. 甘遂半夏汤 《金匮》。治饮邪留连不去，心下坚满。

药物：甘遂（大者）三枚，半夏（汤洗七次）十三枚（以水一中杯，煮取半杯，去滓），芍药五枚（约今之三钱），甘草如指一枚（炙，约今之一钱三分）。

用法：水二杯，煎六分，去滓，入蜜半盏，再煎至八分服。

4. 十枣汤 《金匮》。治悬饮内痛。亦治支饮。方见本书“七、心腹痛、胸痹”。

5. 大青龙汤 《金匮》。治溢饮之病属经表属热者，宜此凉发之。

药物：麻黄（去根节）六钱，桂枝二钱，炙甘草二钱，杏仁（去皮尖）十二枚，生姜（切片）三钱，大枣四枚，石膏（碎、以绵裹）四钱五分。

用法：水四杯，先煮麻黄至二杯半，去上沫，纳诸药，再煎八分，温服。

6. 小青龙汤 《金匮》。治溢饮之病属经表属寒者，宜此温发之。方见本书“四、咳嗽”。

7. 木防己汤 《金匮》。人膈中清虚如太空，然支饮之气乘之，则满喘而痞坚，面色黧黑，脉亦沉紧。得之数十日，医者吐之、下之俱不愈，宜以此汤开三焦之结，通上下之气。

药物：木防己三钱，石膏六钱，桂枝二钱，人参四钱。

用法：水二杯，煎八分，温服。

8. 木防己汤去石膏加茯苓芒硝汤 《金匮》。若水邪实结者，虽愈而三日复发，又与前方不应者，故用此汤去石膏之寒，加茯苓直输水道，芒硝峻开坚结也。

药物：木防己二钱，桂枝二钱，茯苓四钱，人参四钱，芒硝二钱五分。

用法：水二杯半，煎七分，去滓，入芒硝微煎，温服，微利自愈。

9. 泽泻汤 《金匮》。治支饮、冒眩、目昏。

药物：泽泻五钱，白术二钱。

用法：水二杯，煎七分，温服。

10. 厚朴大黄汤 《金匮》。治支饮胸满。

药物：厚朴二钱，大黄二钱，枳实一钱五分。

用法：水二杯，煎七分，温服。

11. 葶苈大枣泻肺汤 《金匮》。治支饮不得息。方见本书“九、气喘”。

12. 小半夏汤　《金匮》。治心下支饮，呕而不渴。

药物：半夏四钱，生姜八钱。

用法：水二杯，煎八分，温服。

13. 己椒苈黄丸　《金匮》。治腹满口舌干燥，肠间有水气。

药物：防己、椒目、葶苈子、大黄各一两。

用法：共为细末，炼蜜丸如梧子大，先饮食服一丸，日三服，稍增之，口中有津液。渴者加芒硝半两。

14. 小半夏加茯苓汤　《金匮》。治卒然呕吐，心下痞满，膈间有水气，眩悸者。即小半夏汤加茯苓四钱。

15. 五苓散　《金匮》。治脐下悸，吐涎沫而颠眩，此水也。方见本书“十九、疝气”。

16. 《外台》茯苓饮　治积饮既去，而虚气塞满其中，不能进食。

药物：茯苓、人参、白术各二钱五分，枳实二钱，橘皮一钱二分五厘，生姜二钱。

用法：水二杯，煎七分服，一日三服。

17. 真武汤　温阳利水。方见本书“九、气喘”。

18.《三因》白散　治呕吐痰沫，头目眩晕。

药物：滑石五钱，半夏三钱，附子（炮）二钱。

用法：共研末，每服五钱加生姜三片，蜜三钱，水一杯半，煎七分服。

二十一、消渴

【原文】

消渴证[①]**，津液干。**口渴不止为上消，治以人参白虎汤。食入即饥为中消，治以调胃承气汤。饮一溲一小便如膏为下消，治以肾气丸。其实皆津液干之病也，赵养葵变其法。

七味饮[②]**，一服安。**赵养葵云：治消证无分上、中、下，但见大渴、大燥，须六味丸料一斤、肉桂一两、五味子一两，水煎六七碗，恣意冷饮之，睡熟而渴如失矣。白虎、承气汤皆非所治也。

【提要】本段谈消渴病的成因和治疗。

【注释】

①消渴证：是指因饮食不节、情志失调或劳

倦肾虚等因素引起的以多饮、多食、多尿、形体消瘦，或尿有甜味为特征的病证。其病理变化主要在于阴津亏损，燥热偏盛，而以阴虚为本，燥热为标，两者互为因果，形成恶性循环。

②七味饮：即六味地黄丸加肉桂、五味子（实应为八味饮）。

【白话解】消渴证的病因病机是阴津干涸，燥热内生。治用六味地黄丸加肉桂、五味子，水煎至冷，频服，很快就可痊愈。

【解析】消渴为临床常见病，现代医学的糖尿病多用中医治疗消渴的方法辨证治疗。根据症状特点的不同，临床上常将消渴证分为上、中、下三消，并分别代表相关脏腑，即《内经》所谓："心移热于肺，传为膈消"（上消）、"瘅成为消中"（中消）、"肾热病……苦渴，数饮身热"（下消）的病变。以口渴不止为上消，主要责之于肺，肺主气而为水之上源，主宣发敷布津液，肺为燥热所伤，则不能布津而直趋下行，随小便排出体外，故口渴多饮、尿频量多。以食入即饥为中消，主要责之于脾胃，胃为水谷之海，主腐熟水谷；脾为后天之本，主运化，为胃行其津液，脾胃为燥热所伤，胃火炽盛，腐熟过快，故消谷善饥、多饮多食。脾脏的气阴两伤，不能转输水谷，则水谷精微下流而为小便，故小便味甘，水谷不能充养肌肉，故形体日渐消瘦。《类证治裁·三消论治》说:“小水不臭反甜者，此脾气下脱证最重。”说明脾胃与消渴病，特别是中消证的发病关系密切。以饮一溲一，小便如膏为下消，主要责之于肾。肾为先天之本，主藏精而寓元阴元阳。肾阴亏损则虚热内生，上燔心肺则烦渴多饮；中灼脾胃则消谷善饥；阴虚阳盛，肾的开阖失司，则水谷精微直趋下势成为小便排出体外，故尿味甘甜甚则混浊如脂膏。

消渴证虽有上、中、下三消的分型，有肺、脾(胃)、肾的不同病位，但三者并不是彼此孤立，互不相干的，而是彼此联系，互相影响的。如肺燥津伤，津液失于敷布，则脾胃不得濡养，肾精不得滋助；脾胃燥热，上可灼伤肺津，下可劫损肾阴；肾阴不足虚火旺盛，亦可上灼肺胃之阴。所以消渴证常可见肺燥、胃热、肾虚同时存在，只是有所侧重罢了，其中尤以肾的关系最为密切，全身症状也最重，故有消渴证以肾为本之说。

【原文】

金匮法，别三般[①]。能食而渴者，重在二阳论治。以手太阳主津液，足太阳主血也。饮一溲一者，重在少阴论治。以肾气虚不能收摄，则水直下趋，肾气虚不能蒸动，则水不能上济也。不能食而气冲者，重在厥阴论治。以一身中唯肝火最横，燔灼无忌，耗伤津液，而为消渴也。《金匮》论消渴，开口即揭此旨，以补《内经》之未及，不必疑其错简也。

二阳[②]**病，治多端**。劳伤荣卫，渐郁而为热者，炙甘草汤可用，喻嘉言清燥汤即此汤变甘温为甘寒之用也。热气蒸胸者，人参白虎汤可用，《金匮》麦门冬汤即此汤变甘寒而为甘平之用也。消谷大坚者，麻仁丸加甘草、人参、当归可用，妙在滋液之中攻其坚也。盖坚则不能消水，如以水投石，水去而石自若也。消证属火，内郁之火本足以消水，所饮之水本足以济渴。只缘胃中坚燥，全不受水之浸润，转从火热之势，急走膀胱，故小便愈数而愈坚，愈坚而愈消矣。此论本喻嘉言，最精。

少阴[③]**病，肾气寒**。饮水多小便少名上消，食谷多而大便坚名食消、亦名中消，上中二消属热。唯下消症饮一溲一，中无火化，可知肾气之寒也，故用肾气丸。

厥阴[4]证，乌梅丸。方中甘、辛、苦、酸并用。甘以缓之，所以遂肝之志也。辛以散之，所以悦肝之神也。苦以降之，则逆上之火顺而下行矣。酸以收之，以还其曲直作酸之本性，则率性而行所无事矣。故此丸为厥阴症之总剂。治此症除此丸外，皆不用苦药，恐苦从火化也。

【提要】本段论述了消渴的治疗。

【注释】

①别三般：《金匮要略》把消渴病分成为3种类型来治疗，大致与《内经》的分法相同，也是将肺胃肾阴伤燥热作为消渴病产生的原因，此外，《金匮》还提出了足厥阴肝火热伤津也可发为消渴。认为“能食而渴者，重在足阳明胃论治。饮一溲一者，重在少阴论治。……不能食而气冲者，重在厥阴论治”。并提出“以一身中唯肝火最横，燔灼无忌，耗伤津液，而为消渴也。”《金匮要略》中有关消渴病病因病机的理论，弥补了《内经》所未言。

②二阳病：指足阳明胃，二阳病指中消，以

食谷多，大便坚为特点。

③少阴：指足少阴肾，以饮一溲一为特点。

④厥阴：指足厥阴肝，以口渴、气上冲心、食少便稀为特点。

【白话解】《金匮要略》把消渴病分成3种类型来治疗。属于足阳明胃病，治疗的方法是很多的，如消谷、大便干燥的可用麻仁丸加甘草、人参、当归；如热气蒸胸，口渴显著的可用人参白虎汤。属于足少阴肾病肾气虚的可用肾气丸治疗。至于厥阴肝病，可服甘、辛、苦、酸并用的乌梅丸。

【原文】

变通妙，燥热餐。有脾不能为胃行其津液，肺不能通调水道而为消渴者，人但知以清润治之，而不知脾喜燥而肺恶寒。试观泄泻者必渴，此因水津不能上输而唯下泄故尔。以燥脾药治之，水液上升即不渴矣。余每用理中丸汤倍白术加瓜蒌根，神效。

【提要】本段谈对一些不属于燥热伤阴而成的消渴病的治疗。

【白话解】正如前述，消渴病是由于燥热过盛、阴津干枯所致，因此，治疗总以滋润养阴清热为其正治之法，但临证十分复杂，总会有一些不典型的病证，如有一种脾虚不运，津液不能上承所致的消渴证，那就要变通治法了，可考虑使用燥湿温脾的药物，因脾喜燥恶湿的缘故，以恢复脾运化的能力，水液上升即不渴了，方药可用理中汤之类。

附方

1. 麻仁丸

药物：火麻仁二两，芍药、枳实各五钱，大黄、厚朴各一两。

用法：研末，炼蜜丸如桐子大。每服十丸，米饮下。

2. 白虎汤　治消渴热气蒸胸，口渴显著。方见本书“五、疟疾”。

3. 白虎加人参汤方　《伤寒论》。

药物：知母六两，石膏一斤（碎，绵裹，甘草（炙）二两，粳米六合，人参三两。

用法：上五味，以水一斗，煮米熟，汤成，去滓。温服一升，日三服。

4. 肾气丸　方见本书“三、虚劳”。

5. 乌梅丸　方见本书“七、心腹痛、胸痹”。

6. 理中汤　方见本书“五、疟疾”。

二十二、伤寒、瘟疫

【原文】

伤寒病[1]，极变迁。太阳主一身之表，司寒水之经。凡病自外来者，皆谓伤寒，非寒热之变也。变迁者，或三阳、或三阴、或寒化、或热化，及转属、合并之异。

六经法[2]，有真传。太阳寒水，其经主表，编中备发汗诸法。阳明燥金，其经主里，编中备攻里诸法。少阳相火，其经居表里之界，所谓阳枢也，编中备和解诸法。太阴湿土，纯阴而主寒，编中备温补诸法。少阴君火，标本寒热不同，所谓阴枢也，编中寒热二法并立。厥阴风木，木中有火而主热，编中备清火诸法。虽太阳亦有里证，阳明亦有表证，太阴亦有热证，厥阴亦有寒证，而提纲却不在此也。

【提要】本段论述伤寒病的辨证方法为张仲景所创立的“六经辨证”。

【注释】

①伤寒病：是一切外感疾病的总称。如《素问·热论》说：“夫热病者，皆伤寒之类也。”又如《难经·五十八难》说：“伤寒有五，有中风，有伤寒，有湿温，有热病，有温病。”总之，凡病自外来者，皆谓伤寒。

②六经法：即东汉张仲景所创立的六经辨证方法。

【白话解】伤寒病的发展变化极为复杂，或三阳，或三阴，或寒化，或热化，或转属，或合病，或并病，极易变迁。东汉末年杰出的医学家张仲景为辨治外感疾病所创立的六经辨证方法，一直沿用至今，仍有效地指导着临床实践。

【原文】

头项病，太阳编①。三阳俱主表，而太阳为表中之表也。论以头痛、项强、发热、恶寒为提纲，有汗宜桂枝汤，无汗宜麻黄汤。

【提要】本段论述太阳病的主证。

【注释】

①太阳编：指《伤寒论》里的太阳篇。此篇里记载了太阳病的症状、脉象及治法。三阳俱主表，而太阳为表中之表，是诸经藩篱。凡外感风寒之邪自表而入，每犯太阳，故太阳病多出现于外感疾病的早期阶段。太阳病以“脉浮，头项强痛而恶寒”为提纲，凡外感初起出现此脉症的，叫作太阳病。治疗用发汗解表法，代表方剂麻黄汤、桂枝汤。

【白话解】头痛、项强是太阳病的主要症状。记载在《伤寒论》的太阳篇里。

【原文】

胃家实[①]，阳明编[②]。阳明为表中之里，主里实证，宜三承气汤。论以胃家实为提纲。又鼻干、目痛、不眠为经病。若恶寒、头痛，为未离太阳。审其有汗、无汗，用桂枝、麻黄法。无头痛、恶寒，但见壮热、自汗、口渴，为已离太阳，宜白虎汤。仲景提纲不以此者，凡解表诸法求之太阳，攻里诸法求之阳明，立法之严也。

【提要】本段论述阳明病的主证。

【注释】

①胃家实：胃家，指胃、大肠。胃家实，指邪热结于阳明（足阳明胃、手阳明大肠），津液受伤所出现的证候。

②阳明编：指《伤寒论》里的阳明篇，此篇里记载了阳明病的症状、脉象和治法。阳明为表中之里，主里实热证。多出现于阳亢热盛的极期阶段，其发生可由他经传来，亦有从本经自发为病，阳明病以“胃家实”为提纲。分为热证（经证）与实证（腑证）两大类型。阳明热证，其病机为外邪入里化热，胃中燥热炽盛，消灼津液。其主要脉症为大热、大汗出、大渴、脉洪大。若外邪入里化热，与肠中糟粕相结成实，这就是阳明腑实证，其主要脉症是潮热、谵语、腹满痛拒按、大便闭结不通、脉沉迟等，治疗阳明热证用清热法，代表方剂白虎汤；阳明实证用泻下法，代表方剂三承气汤。

【白话解】胃肠有实热郁结引起的症状是阳明病的特征，记载在《伤寒论》的阳明篇里。

【原文】

眩苦呕[①]**，少阳编**[②]。少阳居太阳阳明之界，谓之阳枢，寒热相杂。若寒热往来于外，为胸胁满烦，宜大小柴胡汤。若寒热互搏于中，呕吐腹痛，宜黄连汤。痞满呕逆，宜半夏泻心汤。拒格食不入，宜干姜黄连人参汤。若邪全入于胆府，下攻于脾为自利，宜黄芩汤。上逆于胃，利又兼呕，宜黄芩加半夏生姜汤。论以口苦、咽干、目眩为提纲。

【提要】本段论述少阳病的主证。

【注释】

①眩苦呕：是目眩、口苦，呕吐，均为少阳病的主要症状。

②少阳编：指《伤寒论》中的少阳篇，篇里主要记载了少阳病的主要症状、脉象及治法，少阳居太阳阳明之界，谓之“阳枢”，少阳病是半表半里的证候。其发生可由他经传来，也可由本经自受发病。少阳病以“口苦、咽干、目眩”为提纲。其病机为病入少阳，枢机不利，正邪分争。治疗用和解法，代表方剂小柴胡汤。

【白话解】目眩、口苦、欲呕是少阳病的特征，记载在《伤寒论》的少阳篇里。

【原文】

吐利痛，太阴编[①]。太阴湿土，为纯阴之脏，从寒化者多，从热化者少，此经主寒证而言，宜理中汤、四逆汤为主，原木为王叔和所乱耳。论以腹中满、吐食、自利不渴、手足自温、腹时痛为提纲。

【提要】本段论述太阴病的主证。

【注释】

①太阴编：指《伤寒论》里的太阴篇，篇里记载了太阴病的主要症状、脉象及治法。太阴湿土，为纯阴之脏，外邪入太阴多从寒化，成为里虚寒证，以“腹满而吐、食不下、自利益甚、时腹自痛”为提纲。太阴病可由三阳证治疗失当损伤脾阳而发病，也可由风寒外邪直中而成。太阴病的病机为脾阳虚弱，寒湿内盛，运化失常。治疗应用温补法，代表方剂理中汤。其他如四逆汤、桂枝加芍药汤、桂枝加大黄汤等也可随证选用。

【白话解】吐食、下利、时腹自痛是太阴病的特征，记载在《伤寒论》的太阴篇里。

【原文】

但欲寐[1]，少阴编[2]。少阴居太阴厥阴之界，谓之阴枢，有寒有热。论以脉微细、但欲寐为提纲。寒用麻黄附子细辛汤、麻黄附子甘草汤及白通汤、通脉四逆汤。热用猪苓汤、黄连鸡子黄汤及大承气汤诸法。

【提要】本段论述少阴病的主证。

【注释】

①但欲寐：但，只是。欲寐，想睡觉。但欲寐就是只是昏昏思睡。

②少阴编：指《伤寒论》中的少阴篇，篇里主要记载了少阴病的症状、脉象及治法。少阴居太阴厥阴之界，为阴枢，少阴病属里虚证，多属伤寒六经病变过程中后期危重阶段，故少阴病多死证。少阴病可由他经传变而来，也可因体虚外邪直接侵入而发病。少阴病以“脉微细、但欲寐”为提纲。但少阴证当分寒化证与热化证两大类型，寒化证的病机为心肾阳虚，而呈虚寒证象，也就是少阴病本证。少阴热化证为少阴阴虚而呈现热化证象。治疗寒化证应温补回阳，代表方剂四逆汤；热化证当滋阴降火，代表方剂黄连阿胶鸡子

黄汤。其他如麻黄附子细辛汤、通脉四逆汤、吴茱萸汤等，可随证选用。

【白话解】阳主动，阳虚极甚则鼓动无力，表现为精神衰惫，只是昏昏欲睡，这是少阴病本证的特征，记载在《伤寒论》的少阴篇里。

【原文】

吐蛔渴，厥阴编[①]。厥阴，阴之尽也。阴尽阳生，且属风木，木中有火，主热证而言。论以消渴、气上冲心、心中疼热、饥不欲食、食则吐蛔、下之利不止为提纲，乌梅丸主之。自利下重饮水者，白头翁汤主之。凡一切宜发表法，备之太阳。一切宜攻里法，备之阳明。一切宜和解法，备之少阳。一切宜温补法，备之太阴。一切宜寒凉法，备之厥阴。一切寒热兼用法，备之少阴。此仲景《伤寒论》之六经与《内经·热病论》之六经不同也。

【提要】本段论述厥阴病的主证。

【注释】

①厥阴编：指《伤寒论》中的厥阴篇。此篇里主要记载了厥阴病的症状、脉象及治法。厥阴，为三阴经的最终一经，为伤寒末期，病情复杂而

危重。临床上可归纳为上热下寒证、厥热胜复证及辨厥逆、下利、呕、哕四大类证。厥阴病以“消渴，气上撞心，心中疼热，饥而不欲食，食则吐蛔，下之，利不止”为提纲，代表着上热下寒，寒热错杂的证候。治疗清温寒热并用，代表方剂乌梅丸。

【白话解】吐蛔虫，消渴是厥阴病的特征，记载在《伤寒论》的厥阴篇里。

【原文】

长沙论，叹高坚①。仰之弥高，钻之弥坚。

存津液，是真诠②。存津液是全书宗旨，善读书者，读于无字处。如桂枝汤甘温以解肌养液也；即麻黄汤直入皮毛，不加姜之辛热，枣之甘壅，从外治外，不伤营气，亦养液也；承气汤急下之，不使邪火灼阴，亦养液也；即麻黄附子细辛汤用附子以固少阴之根，令津液内守，不随汗涣，亦养液也；麻黄附子甘草汤以甘草易细辛，缓麻黄于中焦，取水谷之津而为汗，毫不伤阴，更养液也。推之理中汤、五苓散，必啜粥饮。小柴胡汤、吴茱萸汤皆用人参，何一而非养液之法乎？

【提要】本段论述伤寒病的治疗原则。

【注释】

①高坚：指学问或理论水平高深而扎实。

②真诠：正确的理论。

【白话解】张仲景辨治伤寒病证具有高深的理论和丰富的临证经验，是令人赞叹不已的。对于伤寒病的治疗，他提出了“扶阳气、保津液”的主张，这些无疑都是十分正确的理论。

【原文】

汗吐下[①]**，温清悬**[②]。在表宜汗，在胸膈宜吐，在里宜下。寒者温之，热者清之。

补贵当[③]**，方而圆**[④]。虚则补之。合上为六法。曰方而圆者，言一部《伤寒论》全是活法。

【提要】本段论述《伤寒论》中常用的几种治法。

【注释】

①汗吐下：中医临床常用的8种治疗大法（汗、吐、下、和、温、清、消、补）中的3种。汗法，是通过宣发肺气、调畅营卫、开泄腠理等具体方法，使在肌表的外邪随汗而解的一种治疗

方法。吐法，是通过涌吐使留在咽喉、胸膈、胃脘等部位的痰涎、宿食或毒物从口中吐出的一种治疗方法。下法，是通过荡涤肠胃，泻出肠中积滞，或积水、瘀血，使停留于肠间的宿食、燥屎、冷积等从下窍而出，以祛除病邪的一种治疗方法。

②温清悬：温清指温法和清法。温法，是通过温中、祛寒、回阳、通络等具体方法，使寒邪去，阳气复，经络通，血脉和，适用于脏腑经络因寒邪为病的一种治法。清法，是通过清热泻火，以清除火热之邪，适用于里热证的一种治法。悬：悬殊，差别很大的意思。温清悬，就是说温法治寒以热，清法治热以寒，有着本质的不同。

③补贵当：补是补法，贵当，是以适当为贵，也就是用补药要对症适当。

④方而圆：方是讲规矩，圆是圆活，不拘泥不死板。方而圆的意思是既要有原则法度，又要灵活运用。

【白话解】汗、吐、下、温、清、补是《伤寒论》中常用的几种治疗大法，我们在临证时应根据患者的具体情况，既要掌握原则，又要灵活运用。

【原文】

规矩废，甚于今。自王叔和而后，注家多误。然亦是非参半，今则不知《伤寒论》为何物，规矩尽废矣。

二陈尚，九味寻。人皆曰二陈汤为发汗平稳之剂，而不知茯苓之渗，半夏之涩，皆能留邪生热，变成谵语、不便等症。人皆曰九味羌活汤视麻桂二汤较妥，而不知太阳病重，须防侵入少阴。此方中有芩、地之苦寒，服之不汗，恐苦寒陷入少阴，变成脉沉细但欲寐之症；服之得汗，恐苦寒戕伐肾阳，阳虚不能内固，变成遂漏不止之症。时医喜用此方，其亦知此方之流弊，害人匪浅也。

香苏外，平胃临。香苏饮力量太薄，不能驱邪尽出，恐余邪之传变多端。平胃散为燥湿消导之剂，仲景从无燥药发汗之法。且外邪未去，更无先攻其内法。

汗源涸，耗真阴。阴者，阳之家也。桂枝汤之芍药及啜粥，俱是滋阴以救汗源。麻黄汤之用甘草与不啜粥，亦是保阴以救汗源。景岳误认其旨，每用归、地，贻害不少。

邪传遍，病日深。治之得法，无不即愈。若逆证、坏证、过经不愈之证，皆误治所致也。

目击者，实痛心。人之死于病者少，死于药者多。今行道人先学利口，以此药杀人，即以此药得名，是可慨也。

医医法，脑后针。闻前辈云，医人先当医医。以一医而治千万人，不过千万人计耳。救一医便救千万人，救千万医便救天下后世无量恒河沙数人耳。余所以于医者脑后，痛下一针。

【提要】本段是陈修园针对当时的医生不能很好地钻研《伤寒论》等优秀的医著，而只会机械地套用一些时方的批评和劝诫。

【白话解】《伤寒论》中所列述的辨证论治法则，后世医家不能很好地钻研和运用，这种现象，于今更为普遍。一般医生只会机械地搬用、套用二陈汤、九味羌活汤、香苏饮、平胃散这些方药治疗伤寒病，其后果可使病人的汗源枯竭，真阴耗损，以至病邪向纵深发展传遍，病情日益深重。看到这种情况，实在令人痛心！为了纠正这些不懂得治伤寒病的法则而发生偏差的医生，应该在他们的脑后痛扎一针，使他们牢牢记住，必须要很好地钻研《伤寒论》，弄懂弄通并能得心应手地使用书中的各种治疗方法。

【原文】

若瘟疫[①]，治相侔[②]。四时不正之气，及方土异气，病人秽气，感而成病，则为瘟疫。虽有从经络入、从口鼻入之分，而见证亦以六经为据，与伤寒同。

通圣散，两解求。仲师于太阳条，独挈出发热不恶寒而渴为温病，是遵《内经》人伤于寒，则为热病；冬伤于寒，春必病温；先夏至日为病温，后夏至日为病暑之三说也。初时用麻杏甘石汤，在经用白虎加人参汤，入里用承气汤及阳明之茵陈蒿汤，少阴之黄连阿胶汤、猪苓汤，厥阴之白头翁汤等，皆其要药，究与瘟疫之病不同也。瘟疫之病，皆新感乖戾之气而发，初起若兼恶寒者，邪从经络入，用人参败毒散为匡正托邪法。初起若兼胸满口吐黄涎者，邪从口鼻入，用藿香正气散为辛香解秽法。唯防风通圣散面面周到，即初起未必内实，而方中之硝黄，别有妙用，从无陷邪之害。若读仲师书死于句下者，闻之无不咋舌，而不知其有利无弊也。

【注释】

①瘟疫：是感受疫疠之气而发生的多种急性传染病的统称。其特点是发病急骤，病情险恶，有强烈的传染性，易引起大流行。

②相侔：相同。

【白话解】至于对瘟疫病的辨证与治疗，基本上与伤寒病是一样的。用防风通圣散来治疗瘟疫病，可收到表里双解的效果。

【原文】

六法①**备，汗为尤**②。汗、吐、下、温、清、补，为治伤寒之六法。六法中唯取汗为要，以瘟疫得汗则生，不得汗则死。汗期以七日为准，如七日无汗，再俟七日以汗之。又参论中圣法，以吐之、下之、温之、清之、补之，皆所以求其汗也。详于《时方妙用》中。

达原饮，昧③**其由**。吴又可谓病在膜原，以达原饮为方，创异说以欺人，实昧其病由也。

司命者④**，勿逐流**。医为人之司命，熟读仲圣书而兼临证之多者，自有定识，切不可随波逐流。

【提要】上三段均谈瘟疫的治疗。

【注释】

①六法：指治伤寒病所用的六种方法（即汗、吐、下、温、清、补）。

②汗为尤：六法中唯取汗为要，因古人认为瘟疫得汗则生，不得汗则死。

③昧：不明白，不清楚。

④司命者：因医生掌握着病人的性命，故称其为“司命者”。

【白话解】瘟疫病的治疗基本上与伤寒病相同，也是用汗、吐、下、温、清、补六法，其中尤以汗法的使用最为重要。那些只知道用达原饮这个方剂治疗瘟疫病的医生，实际上根本没有弄懂瘟疫病的病源。希望这些掌握着病人性命的医生们，应熟读张仲景的医书，多研究多实践，自有定识，切不可随波逐流。

附方

1. 麻黄汤

药物：麻黄（去根节）三钱，桂枝二钱，杏仁（去皮尖）二十三枚，甘草一钱。

用法：水三杯，先煮麻黄至二杯，吹去上沫，纳诸药，煎八分，温服。

2. 桂枝汤

药物：桂枝、白芍各三钱，甘草（炙）二钱，生姜（切片）三钱，大枣四枚。

用法：水二杯，煎八分，温服。服后少顷，啜粥一杯，以助药力，温复微似汗。若一服病止，不必再服；若病重者，一日夜作二服。

3. 白虎汤　方见本书“五、疟疾”。

4. 调胃承气汤

药物：大黄（清酒润）四钱，炙甘草二钱，芒硝三钱。

用法：水二杯半，先煮大黄、甘草取一杯，去滓，入芒硝微煮令沸，少少温服之。

5. 小承气汤

药物：大黄四钱，厚朴、枳实各二钱。

用法：水二杯，煎八分，温服。

6. 大承气汤

药物：大黄（酒润）二钱，厚朴四钱，枳实、芒硝各二钱。

用法：水三杯，先煮枳实、厚朴至一杯半，去滓，纳大黄；煮一杯，去滓，纳芒硝，微火煮一二沸服。得下，勿再服。

7. 小柴胡汤　方见本书“五、疟疾”。

8. 理中丸（汤）　方见本书“五、疟疾”。

9. 四逆汤

药物：甘草（炙）四钱，干姜二钱，附子（生用）二钱。

用法：水三盅，煎八分，温服。

10. 桂枝加芍药汤

药物：桂枝、生姜二钱，大枣四枚，芍药六钱，炙甘草二钱。

用法：水三杯，煎一杯服。

11. 桂枝加大黄汤

药物：桂枝、生姜各三钱，芍药六钱，炙甘草三钱，大黄七分，大枣四枚。

用法：水三杯，煎八分，温服。

12. 黄连阿胶鸡子黄汤

药物：黄连四钱，黄芩一钱，芍药二钱，阿胶三钱，鸡子黄一枚。

用法：水二杯半，煎一杯半，去滓，入胶烊尽，小冷，入鸡子黄搅令相得。温服，一日三服。

13. 麻黄附子细辛汤

药物：麻黄（去根节）、细辛各三钱，附子

一钱五分。

用法：水三盅，先煮麻黄至二盅，去沫，入诸药煎七分，温服。

14. 通脉四逆汤

药物：干姜六钱，炙甘草四钱，附子（生用）二钱。

用法：水二杯，煎八分，温服。

15. 吴茱萸汤　方见本书“七、心腹痛、胸痹”。

16. 乌梅丸　方见本书“七、心腹痛、胸痹”。

17. 二陈汤　方见本书“二、中风”。

18. 九味羌活汤　治四时感冒。

药物：羌活一钱五分，防风、苍术各一钱，细辛五分，川芎、白芷、生地黄、黄芩各八分，甘草六分。

用法：水煎。日服三次。

19. 平胃散　方见本书“六、痢证”。

20. 防风通圣散　方见本书“二、中风”。

21. 达原饮　为治疗瘟疫的常用方剂。治瘟疫初起，壮热恶寒，多汗而渴，胸脘胀闷。

药物：黄芩一钱五分，甘草（炙）、白芍、厚朴、草果各一钱，知母、槟榔各二钱。

用法：水煎，日服三次。

二十三、妇人经产杂病

【原文】

妇人病，四物良。与男子同，唯经前产后异耳。《济阴纲目》以四物汤加香附、炙草为主，凡经前产后，俱以此出入加减。

月信[①]准，体自康。经水一月一至，不愆其期，故名月信。经调则体自康。

【提要】本段论述妇科病的治疗常用四物汤，月经正常是健康的一个标志。

【注释】

①月信：即月经。妇女每月行经一次，经常不变，信而有期，故又名月汛、月信、月水等。李时珍在《本草纲目》中说："女子。阴类也，以血为主，其血上应太阴，下应海潮，月有盈亏，潮有朝夕，月事一月一行，与之相符，故谓之月信、月水、月经。"

【白话解】治疗妇科疾患（包括月经病、带下病、妊娠病、产前产后病及其他妇人杂病），四物汤是一张很好的方子，有养血活血调经的作用。只要月经时间准，色、量、质都正常，那身体自然健康。

【原文】

渐早至，药宜凉。血海有热也，宜加味四物汤加续断、地榆、黄芩、黄连之类。

渐迟至，重桂姜。血海有寒也，宜加味四物汤加干姜、肉桂之类；甚加附子。

错杂至，气血伤。经来或早或迟不一者，气血虚而经乱也，宜前汤加人参、白术、黄芪之类。

【提要】本段论述月经先期、月经后期和先后无定期的治疗。

【白话解】月经提前到来，最常见的原因是由于血热，血热则流行散溢，以致血海不宁，月经提前而至，“热者寒之”，治当用凉性药物，可用四物汤加香附、炙甘草、黄芩、黄连等；倘若月经逐渐错后而至，最常见的原因是由于血寒，“寒者热之”，应用温性药物来治疗，可用四物汤加香附、炙甘草、干姜、肉桂等；如经期或早或迟，错乱不定，那就属于气血两伤了，可用四物汤加香附、炙甘草、人参、黄芪、白术等。

【解析】月经病是妇科病中第一重要的病证。月经不调包括月经先期、月经后期、月经先后无定期、痛经、月经量多、月经量少、崩漏、闭经等。月经的异常可因胞宫本体受寒、受热、瘀血、痰浊所致，也可是机体受病的反映，故不可不仔细诊视。月经病的辨证，着重在月经的期、量、色、质、气味及伴随症。治疗重在调经，调经之法，应遵循《内经》“谨守病机”和“谨察阴阳所在而调之，以平为期”的宗旨，以及标本缓急的治则，灵活运用。基本方剂是四物汤加味，应注意避免过用寒药、热药，以防伤血。

【原文】

归脾法，主二阳[①]。《内经》云：二阳之病发心脾，有不得隐曲，为女子不月。宜归脾汤。

兼郁结，逍遥长。郁气伤肝，思虑伤脾，宜加味逍遥散。

种子者[②]**，即此详**。种子必调经，以归脾汤治其源，以逍遥散治其流，并以上诸法皆妙，不必他求。唯妇人体肥厚者，恐子宫脂满，另用二陈汤加川芎、香附为丸。

经闭塞，禁地黄。闭塞脉实，小腹胀痛，与二阳病为女子不月者不同。虽四物汤为妇科所不禁，而经闭及积瘀实证，宜去地黄之濡滞，恐其护蓄，血不行也。加醋炒大黄二钱、桂一钱、桃仁二钱，服五六剂。

【提要】本段论述月经不调、不孕症的治疗。

【注释】

①二阳：指足阳明胃和手阳明大肠。

②种子：使妇女容易怀孕生育的意思。

【白话解】《内经》中有“二阳之病发心脾，有不得隐曲，女子不月”的记载，说明胃肠功能紊乱、消化不良症的发病根源在于七情劳伤心脾，长期下去，必致气血亏损而发为经闭，治疗可用补气养血健胃安神的归脾汤。如月经不调兼有肝气郁结，则应用加味逍遥散，以疏肝解郁，扶助脾胃。应当知道，月经正常是怀孕生育的前提条件，故欲使妇女能怀孕生育，首先要根据上述方法调治各种月经病，即“种子必调经”。如痰湿过盛则另用二陈汤加川芎、香附治之。如果遇到经闭症，应特别注意，四物汤虽为女科所不禁，但遇经闭脉实，少腹胀痛的实证，应禁止使用地黄之类的濡滞滋腻药物，以防加重血脉闭塞，令经更不行。

【原文】

孕三月，六君尝。得孕三月之内，多有呕吐、不食，名恶阻，宜六君子汤。俗疑半夏碍胎，而不知仲师惯用之妙品也。高鼓峰云：半夏合参术为安胎、止呕、进食之上药。

安胎法，寒热商。四物汤去川芎为主。热加黄芩、白术、续断，寒加艾叶、阿胶、杜仲、白术。大抵胎气不安，虚寒者多。庸医以胎火二字惑人，误人无算。

【提要】本段论述安胎法。

【白话解】怀孕3个月以内，常有呕恶不欲进食的情况，称为妊娠恶阻，可服用六君子汤安胎止呕、调和脾胃。安胎的方法，应当辨别是寒证还是热证，以便正确治疗。如属热证，当用四物汤去川芎，加黄芩、白术、续断；如属寒证，则用四物汤去川芎加白术、杜仲、阿胶、艾叶治疗。

【原文】

难产者，保生方。横生倒产、浆水太早、交骨不开等症，宜保生无忧散。

开交骨，归芎乡。交骨不开，阴虚故也，宜加味芎归汤。

血大下，补血汤。胎，犹舟也。血，犹水也。水满则舟浮。血下太早，则干涸而胎阻矣，宜当归补血汤加附子三钱。欲气旺则血可速生，且欲气旺而推送有力，加附子者取其性急，加酒所以速芪、归之用也。保生无忧散治浆水未行，此方治浆水过多，加味归芎汤治交骨不开。三方鼎峙，不可不知。

【提要】本段论述难产的治疗。

【白话解】孕妇难产，可以内服保生无忧散。若遇交骨不开，宜内服加味芎归汤；如出血过多，则应服用当归补血汤速补气摄血，以善其后。

【原文】

脚小趾，艾火炀[①]。张文仲治妇人横产手先出，诸般符药不效，以艾火如小麦大，灸产妇右脚小趾头尖，下火立产。

胎衣[②]**阻，失笑匡**。胎衣不下，宜以醋汤送失笑散三钱，即下。

产后病，生化将。时医相传云，生化汤加减，治产后百病。若非由于停瘀而误用之，则外邪反入于血室，中气反因以受伤，危症蜂起矣。慎之，慎之！

【提要】本段论述难产、产后病的治疗。

【注释】

①炀：这里指灸。

②胎衣：即胎盘。

【白话解】如遇难产，胎儿手足先出，可用艾火灸产妇右脚小趾尖，胎儿很快就会生下。如果产后胎衣不下，可用醋汤送服失笑散。至于产后停瘀腹痛，可用生化汤调治。

【原文】

合诸说，俱平常。以上相沿之套法，轻病可愈，治重病则不效。

资顾问，亦勿忘。商治时不与众医谈到此法，反为其所笑。

【白话解】以上各种说法，都是平常常规习用的方法，可供临证时参考使用，也是不应忘记的。

【原文】

精而密，长沙室[①]。《金匮要略》第二十卷、第二十一卷、第二十二卷，义精而法密。

妊娠篇，丸散七[②]。《妊娠篇》凡十方：丸散居七，汤居三。盖以汤者，荡也。妊娠以安胎为主，攻补俱不宜骤，故缓以图之，即此是法。

【提要】本段论述《金匮要略》中载有妇人专篇，以及方剂、剂型选择等，应仔细研读。

【注释】

①长沙室：指张仲景《金匮要略》这本书的内容。

②丸散七：《金匮要略》妊娠篇中共有十个方剂，而丸剂和散剂的处方就有七个，意思是说丸散剂作用比汤剂和缓，治妊娠病以安胎为要，不宜使用过于急骤的方药。

【白话解】《金匮要略》最后3篇为妇人专篇（包括妊娠病、产后病、杂病），义精而法密。妇人妊娠篇中共载有10个处方，其中丸散剂的处方就占 7 个，充分反映了妊娠病以安胎为要，不宜使用急骤峻烈之剂的精神。

【原文】

桂枝汤，列第一。此汤表证得之为解肌和营卫，内证得之为化气调阴阳，今人只知为伤寒首方。此于《妊娠篇》列为第一方以喝醒千百庸医之梦，亦即是法。师云：妇人得平脉，阴脉小弱，其人渴不能食，无寒热，名妊娠，桂枝汤主之。注：阴搏阳别为有子，今反云阴脉弱小，是孕只两月，蚀下焦之气，不能作盛势也，过此则不然。妊娠初得，上下本无病，因子室有凝，气溢上下，故但以芍药一味固其阴气，使不得上溢。以桂、姜、甘、枣扶上焦之阳，而和其胃气，但令上焦之阳气充，能御相侵之阴气足矣。未尝治病，正所以治病也。

附半姜，功超轶[①]。时医以半夏、附子坠胎不用，干姜亦疑其热而罕用之，而不知附子补命门之火以保胎，半夏和胃气以安胎，干姜暖土脏使胎易长。俗子不知。

内十方[②]**，皆法律。**桂枝汤治妊娠，附子汤治腹痛少腹如扇，茯苓桂枝丸治三月余漏下、动在脐上为癥瘕，当归芍药散治怀妊腹中痛，干姜人参半夏丸治妊娠呕吐不止，当归贝母苦参丸治妊娠小便难，当归散妊娠常服，白术散妊娠养胎，方方超妙，用之如神。唯妊娠有水气、身重、小便不利、恶寒、起即头眩，用葵子茯苓散不能无疑。

【提要】本段论述《金匮要略·妇人妊娠病脉证并治篇》内所列的10个处方如桂枝汤等方在治疗妊娠病中的良好效果。

【注释】

①超轶：超过一般。

②内十方：指《金匮要略·妇人妊娠病脉证并治篇》内所列的10个处方。治妊娠病用桂枝汤，以调和阴阳，协和营卫；用桂枝茯苓丸治妊娠腹中有癥块瘀血，下血不止，用芎归胶艾汤治妊娠下血；用当归芍药散治怀妊腹痛；用干姜人参半夏丸治妊娠呕吐不止；用当归贝母苦参丸治妊娠小便难；用葵子茯苓散治妊娠有水气，小便不利，身重头眩；用附子汤治妊娠虚寒腹痛；用当归散安胎；用白术散养胎治妊娠有寒湿。

【白话解】妊娠篇中的方剂，桂枝汤列为第一方，此方外证可以解肌调和营卫，内证可化气调和阴阳。附子、半夏、干姜，妊娠时若使用得当，可收到非同一般的效果。妊娠篇内所列的十个方剂，处方用药都很严谨，均可作为治疗妊娠病的准绳。

【原文】

产后篇，有神术。共九方。

小柴胡，首特笔。妊娠以桂枝汤为第一方，产后以小柴胡汤为第一方，即此是法。新产妇人有三病：一者病痉，二者病郁冒，三者大便难。产妇郁冒、脉微弱、呕不能食、大便反坚、但头汗出者，以小柴胡汤主之。

竹叶汤，风痉疾[①]。《金匮》云：产后中风、发热、面正赤、喘而头痛，竹叶汤主之。钱院使注云：中风之下，当有病痉者三字。按：庸医于此证，以生化汤加姜、桂、荆芥、益母草之类，杀人无算。

阳旦汤，功与匹[②]。即桂枝汤增桂加附子，《活人》以桂枝汤加黄芩者误也。风乘火势，火借风威，灼筋而成痉，宜竹叶汤。若数日之久，恶寒症尚在，则为寒风，宜此汤。二汤为一热一寒之对子。师云：产后风续续数十日不解，头微痛、恶寒、时时有热、心下闷、干呕，汗出虽久，阳旦证续在者，可与阳旦汤。

【提要】本段论述了产后病的治疗原则和具体治法。

【注释】

①风痉疾：指产后中风引起痉病。

②匹：匹敌、相等。

【白话解】《金匮要略》的产后篇，对于产后诸病提供了很多卓有成效的治疗方法。小柴胡汤就是首先列出的一个方剂，治产后郁冒，脉微弱，呕不能食，但头汗出，大便难等症。产后病比较常见的还有产后血虚筋脉失养，汗多复感风邪的痉病，治疗可用竹叶汤以扶正祛邪，表里兼治。而阳旦汤则是治疗产后中风偏寒的方子，与前方一样都可收到很好的疗效。

【解析】以上介绍了产后常见的病证（郁冒、痉病、大便难）及治疗方剂，小柴胡汤、竹叶汤、阳旦汤为常用方。关于这些病证形成的机制，《金匮要略》也都作了说明。对于痉病发生的机制，原文说："新产血虚，多汗出，喜中风，故令病痉。"从中可以看出，痉病的产生是由于产后失血过多，筋脉失于濡养，加之血虚营卫失调，腠理不固而汗出过多，招致风邪入侵所致。关于郁冒证发生的机制，原文说："产妇郁冒……所以然者，血虚而厥，厥而必冒。"是说郁冒的产生是由于产后血虚，血虚则阳气无所依附而上厥，症见昏冒，呕不能食，但头汗出等。至于产后大便难发生的机制，则比较简单，主要是由于产后血虚，汗多，使津液耗伤较重，大肠失于濡润所致。这 3 种病证表现虽然不同，但其病因病机都是血虚津伤，机体失于濡养，所以在总的治疗原则上，都必须照顾津血。

【原文】

腹痛条，须详悉。此下八句，皆言腹痛不同，用方各异。

羊肉汤，㽲痛谧[①]。㽲痛者，痛之缓也，为虚证。

痛满烦，求枳实。满烦不得卧，里实也，宜枳实芍药散。二味无奇，妙在以麦粥下之。

著脐痛，下瘀吉。腹中有瘀血，著于脐下而痛，宜下瘀血汤。

痛而烦，里热窒。小腹痛虽为停瘀，而不大便、日晡烦躁、谵语，非停瘀专证也。血因热裹而不行，非血自结于下，但攻其瘀而可愈也。《金匮》以大承气汤攻热。

攻凉施，毋[②]固必。攻有大承气汤，凉有竹皮大丸、白头翁加甘草阿胶汤。《金匮》云：病解能食，七八日更发热者，此为胃实，大承气汤主之。又云：妇人乳中虚，烦乱呕逆，安中益气，竹皮大丸主之。又云：产后下利虚极，白头翁加甘草阿胶汤主之。读此，则知丹溪产后以大补气血为主，余以末治之说，为大谬也。

【**提要**】本段论述产后腹痛的治疗。

【**注释**】

①疞痛谧：疞痛，指产后血亏，腹中绵绵作痛的症状。谧（mì），平安的意思。

②毋：不要。

【**白话解**】对于《金匮要略》所载关于腹痛的条文，必须详尽地加以研究。当归生姜羊肉汤养血温中，散寒止痛，能治疗产后血虚内寒腹痛。若腹痛烦满不能安眠，是由于产后气血郁滞所致，治宜宣通气血，方用枳实芍药散；如果小腹刺痛不移，固定在脐部，是产后瘀血不下而成，治疗可用下瘀血汤；如遇产后小腹痛，发热，大便不通，午后热更重，烦躁说胡话，这是由于里有实热阻塞，可用攻下法和清热法来治疗，攻下宜大承气汤，清热宜竹皮大丸或白头翁加甘草阿胶汤。切不可固守产后只许补不许攻的信条。

【原文】

杂病门，还熟读。《金匮》云：妇人之病，以因虚、积冷、结气六字为纲，至末段谓千变万端，总出于阴阳虚实。而独以弦紧为言者，以经阻之始，大概属寒，气结则为弦，寒甚则为紧，以此为主，而参之兼脉可也。

二十方，效俱速。

随证详，难悉录。

唯温经[①]，带下服[②]。十二癥、九痛、七害、五伤、三痼共三十六种。因经致病，统名曰带下，言病在带脉，非近时赤白带下之说也。温经汤治妇人年五十，前阴下血、暮发热、手掌烦热、腹痛、口干云云。其功实不止此也。

甘麦汤，脏躁[3]服。《金匮》云：妇人脏躁，悲伤欲哭，象如神灵所作，数欠伸，甘麦大枣汤主之。

药到咽，效可卜[4]。闽中诸医，因余用此数方奇效，每缮录于读本之后，亦医风之将转也。余日望之。

道中人[5]，须造福。

【提要】本段论述妇科杂病的治疗。

【注释】

①温经：指温经汤。

②带下：古人把带脉以下的疾病都叫作带下病，此处泛指妇女因月经不调而引起的各种疾患。

③脏躁：一种由于七情内伤，心脾受损所致的以精神失常为主要症状的疾病。多见于中青年妇女，症见悲闷欲哭，精神失常，周身疲惫，数欠伸等。

④卜：预期、预测。

⑤道中人：指同道中的人，此处指医生们。

【白话解】《金匮要略》中的《妇人杂病脉证并治篇》，也是应该熟读的。篇中所列的20个方子，都具有疗效肯定、作用迅速的特点。这些方剂在原书中都详细说明了它们的适应证，这里不再一一列举了。此篇里有个温经汤，可以治疗一切妇女月经病。还有甘麦大枣汤，是专门治疗妇女脏躁证的方子，只要遵嘱服用，治疗效果是可以预料的。希望从事医疗工作的同行同道们能努力地钻研和掌握这些理论和经验，以造福于人类。

附方

1. *四物汤*　统治妇人百病。

药物：当归身、熟地黄、白芍（酒炒）各三钱，川芎一钱五分。

用法：水三杯，煎八分服。

2. *归脾汤*　方见本书“三、虚劳”。

3. *逍遥散*　景岳。治妇人思郁过度，致伤心脾冲任之源，血气日枯，渐至经脉不调者。

药物：当归三钱，芍药一钱五分，熟地五钱，枣仁二钱，炒茯神一钱五分，远志五分，陈皮八分，炙甘草一钱。

用法：水三杯，煎八分服。气虚加人参。经滞痛加香附。

4. *六君子汤*　方见本书“八、隔食反胃”。

5. 保生无忧散　妇人临产，先服三两剂，自然易生。或遇横生倒产，连日不生，服二三剂，神效。

药物：当归一钱五分（酒洗），川贝母一钱，黄芪八分（生用），艾叶七分，酒芍一钱二分（冬日一钱）菟丝子一钱四分，厚朴姜汁炒七分，荆芥穗八分，枳壳麸炒六分，川芎二钱二分，羌活、甘草各五分。

用法：加生姜三片，水二杯，煎八分，空心服。

6. 加味归芎汤

药物：川芎三钱，当归身五钱，龟甲（生研）三钱。

用法：水三杯，煎八分服。

7. 当归补血汤　治失血之后，血虚身热。为妇科补血剂中最平稳之方。

药物：当归三钱，炙黄芪一两。

用法：水煎服。

8. 失笑散　方见本书“七、心腹痛、胸痹”。

9. 生化汤　产后常用方剂。治产后恶露不行，瘀血腹痛。产后风，角弓反张，口噤者，宜加荆芥穗三钱。

药物：当归五钱，川芎二钱，干姜（炮）五分，桃仁（去皮尖）一钱五分，甘草（炙）一钱。

用法：水二杯，煎八分服。

10. *桂枝汤* 方见本书“二十二、伤寒、瘟疫”。

11. *桂枝茯苓丸* 治妊娠腹中有块瘀血，下血不止。

药物：桂枝、茯苓、牡丹（去心）、桃仁（去皮尖、熬）、芍药各等分。

用法：蜜丸，每日食前服一丸。

12. *芎归胶艾汤* 治妊娠下血。

药物：川芎、阿胶、甘草各二两，艾叶、当归各三两，芍药四两，干地黄六两。

用法：以水五升，清酒三升，合煮，取三升，去滓，内胶，令消尽，温服一升，日三服。

13. *当归芍药散* 治妇人怀娠，腹中疼痛。

药物：当归三两，芍药一斤，川芎半斤，茯苓四两，泽泻半斤，白术四两。

用法：上六味，杵为散，取方寸匕，酒和，日三服。

14. *干姜人参半夏丸* 治妊娠呕吐不止。

药物：干姜、人参各一两，半夏二两。

用法：上三味，末之，以生姜汁糊为丸，如梧桐子大，饮服十丸，日三服。

15. 当归贝母苦参丸　治妊娠小便不利。

药物：当归、贝母、苦参各四两。

用法：上三味，末之，炼蜜丸如小豆大，饮服三丸，加至十丸。

16. 葵子茯苓散　治妊娠有水气，身重，小便不利，洒淅恶寒，起即头眩。

药物：葵子一斤，茯苓三两。

用法：上二味，杵为散，饮服方寸匕，日三服，小便利即愈。

17. 当归散　《金匮》。瘦而有火，胎不安者，宜此。

药物：当归、黄芩、芍药、川芎各一斤，白术半斤。

用法：共研末，酒服方寸匕。今用一钱，日再服。

18. 白术散　《金匮》。肥白有寒，胎不安者，此能养胎。

药物：白术、川芎、川椒、牡蛎。

用法：为末，酒服一钱匕。今用一钱，日三服，夜一服。

19. 小柴胡汤　方见本书“五、疟疾”。

20. 竹叶汤　《金匮》。治产后中风，病痉发热，面正赤，喘而头痛。

药物：鲜竹叶四十九片，葛根三钱，防风一钱，桔梗、桂枝、人参、附子（炮）、甘草各一钱。

用法：大枣五枚，生姜五钱，水三杯，煎八分，温服，温覆使汗出，日夜作三服，头项强加附子五分，煎药汤去沫。呕者加半夏二钱。

21. 阳旦汤　治产后中风，连续数十日不解，头痛，恶寒，干呕，出汗。

药物：桂枝六两，芍药、生姜各三两，甘草（炙）二两，大枣十二枚，附子（炮）一枚。

用法：水煎，分三次服。

22. 当归生姜羊肉汤　《金匮》。治产后血虚腹痛。

药物：当归七钱五分，生姜一两二钱五分，羊肉四两。

用法：水五杯，煎取二杯，温服一杯，一日两服。若寒多者加生姜五钱。痛多加橘皮五钱、白术二钱五分。

23. 枳实芍药散　治产后腹痛烦满，不得卧，属血郁实证。

药物：枳实（烧令黑，勿太过）、芍药等分。

用法：上二味，杵为散，服方寸匕，日三服。

24. 下瘀血汤　行血消瘀剂。治产后腹痛、腹中有干血著脐下。

药物：大黄二两，桃仁二十枚，䗪虫二十枚（熬，去足）。

用法：上三味，末之，炼蜜和为四丸，以酒一升，煎一丸，取八合顿取之。

25. 大承气汤　方见本书“二十二、伤寒瘟疫”。

26. 竹皮大丸　治妇人乳中虚，烦乱呕逆。

药物：生竹茹二分，石膏二分，桂枝一分，甘草七分，白薇一分。

用法：上五味，末之，枣肉和丸弹子大，以饮服一丸，日三夜二服。

27. 白头翁加甘草阿胶汤　治产后下利虚极。

药物：白头翁、甘草、阿胶各二两，秦皮、黄连、黄柏皮各三两。

用法：上六味，以水七升，煮取二升半，内胶令消尽，分温三服。

28. *温经汤* 养血温经剂。治经期不调，虚寒不孕。

药物：吴茱萸三两，当归、川芎、白芍、人参、桂枝、阿胶、丹皮、甘草各二两，生姜三两，半夏五合，麦冬一升。

用法：水煎，作三次服。

29. *甘麦大枣汤* 治妇人脏躁病，悲伤欲哭，神志不宁。

药物：甘草三钱，小麦二两六钱，大枣十枚。

用法：水三杯，煎一杯服，日作三服。

二十四、小儿

【原文】

小儿病，多伤寒①。喻嘉言曰：方书谓小儿八岁以前无伤寒，此胡言也。小儿不耐伤寒，初传太阳一经，早已身强、多汗、筋脉牵动、人事昏沉，势已极于本经，误药即死，无由见其传经，所以谓其无伤寒也。俗云惊风皆是。

稚阳体[②]**，邪易干**[③]。时医以稚阳为纯阳，生死关头，开手便错。

【**提要**】本段论述小儿体质的特点和发病的特点。

【**注释**】

①伤寒：指各种外感证。

②稚阳体：指小儿机体阳气未充。

③干：侵犯、侵袭。

【**白话解**】小儿疾病多外感，因小儿年幼，阳气未能充实，故易于遭受外邪的侵袭。

【**原文**】

凡发热，太阳观。太阳主身之表，小儿腠理未密，最易受邪。其症头痛、项强、发热、恶寒等小儿不能自明，唯发热一扪可见。

热未已，变多端。喻嘉言曰：以其头摇手动也，而立抽掣之名；以其卒口噤、脚挛急也，而立目斜、心乱、搐搦之名；以其脊强背反也，而立角弓反张之名；造出种种不通名目，谓为惊风。而用攻痰、镇惊、清热之药，投之立死矣。不知太阳之脉起于目内眦，上额交巅入脑，还出别下项，夹脊抵腰中，是以见上诸症。当时若以桂枝汤照法服之，则无余事矣。过此失治，则变为痉证。无汗用桂枝加葛根汤，有汗用桂枝加瓜蒌根汤，此太阳而兼阳明之治也。抑或寒热往来，多呕，以桂枝汤合小柴胡汤或单用小柴胡汤，此太阳而兼少阳之治也。

太阳外，仔细看。喻嘉言云：三日即愈为贵，若待经尽方解，必不能耐矣。然亦有耐得去而传他经者，亦有即时见他经之症者，宜细认之。

遵法治，危而安。遵六经提纲之法而求之，详于《伤寒论》。

【提要】本段论述小儿外感病的具体治疗。

【白话解】因小儿很难自述其病情，故凡病始见到发热的症状，即可按太阳病治疗，宜用桂枝汤。假如发热持续不退，就难免要发生严重的病变，如有颈项强急，口噤不开，角弓反张的现象，中医学称为“痉”病（急惊风），无汗的用桂枝加葛根汤，有汗的用桂枝加瓜蒌根汤，这是太阳病兼阳明病的治疗方法。如有寒热往来，多呕的现象，这是太阳病兼少阳病，治疗用桂枝汤合小柴胡汤，或单用小柴胡汤。如果病情发展已超出太阳病范围，就要更仔细地分析辨识。只要按照《伤寒论》六经辨证的原则和具体方法进行辨证施治，即使是再严重的疾病，也是可以转危为安的。

【原文】

若吐泻，求太阴[①]。太阴病以吐食、自利、不渴、手足自温、腹时痛为提纲，以理中汤主之。

吐泻甚，变风淫[②]。吐泻不止，则土虚而木邪乘之。《左传》云：风淫末疾。末，四肢之末也。即抽掣挛急之象。

慢脾[③]**说，即此寻。**世谓慢脾风多死，而不知即太阴伤寒也。有初时即伤于太阴者，有渐次传入太阴者，有误用神曲、麦芽、山楂、莱菔、枳壳、葶苈、大黄、瓜蒌、胆南星等药陷入太阴者。既入太阴，其治同也。如吐泻后，冷汗不止，手足厥逆，理中汤加入附子，或通脉四逆汤、白通汤佐之，此太阴而兼少阴之治也。如吐泻手足厥冷、烦躁欲死、不吐食而吐涎沫，服理中汤不应，宜吴茱萸汤佐之，此太阴而兼厥阴之治也。若三阴热化之证，如太阴腹时痛时止，用桂枝加芍药汤。大便实而痛，用桂枝加大黄汤。少阴之咳而呕渴，心烦不得眠，宜猪苓汤。心中烦、不得卧，宜黄连阿胶汤。厥阴之消渴、气冲、吐蛔、下利，宜乌梅丸。下利后重、喜饮水，用白头翁汤等症亦间有之。熟《伤寒论》者自知，而提纲不在此也。

【提要】本段论述小儿吐泻的病因病机。

【注释】

①太阴：指足太阴脾。

②风淫：指吐泻不止，津液丧失过多，土虚而风木乘之之证。症见四肢抽搐。古书所说“风淫末疾”，就是指的这种病证。

③慢脾：指慢脾风，是一种由于脾胃功能衰退，长期吐泻，机体水液大量丢失，筋脉失去濡养而引起以手足抽搐为主症的疾病。多为虚证，属慢惊风范围。相对急惊风而言，这种风证往往不是骤然发作，而是渐次转成，抽搐多无力，仅四肢抽搐、摇头，或面肌抽动，并伴有面色苍白，神疲倦怠，嗜睡，四末发冷等症状。

【白话解】如果出现吐泻、腹痛、口不渴等症状，就应该按太阴病来治疗，以理中汤为主方加减使用。如吐泻后冷汗不止，手足厥逆，可于上方中加附子，或用通脉四逆汤、白通汤为辅佐，这是太阴病兼少阴病的治法。又如吐泻手足厥冷、烦躁欲死、不吐食而吐涎沫，服用理中汤没有效果时，可再加吴茱萸汤为辅佐，这是太阴病兼厥阴病的治法。但需注意的是，如果是邪在三阴经热化之证，便不能再用理中汤了。如太阴病腹痛时作时止，用桂枝加芍药汤；少阴病咳而呕，口渴心烦不得眠，当用猪苓汤，或心中烦，不得卧，当用黄连阿胶鸡子黄汤；厥阴病消渴，气上冲，吐蛔，下利，当用乌梅丸，或下利不畅，口渴喜饮水，当用白头翁汤。又有吐泻不止，引起四肢抽搐的"慢脾风"，其发病机制即是从太阴病病机而来的，治疗也应按太阴病来辨治。

【原文】

阴阳证①，二太擒②。三阳独取太阳，三阴独取太阴，擒贼先擒王之手段也。太阳、阳明、少阳为三阳，太阴、少阴、厥阴为三阴。

千古秘，理蕴深。喻嘉言通禅理，后得异人所授，独得千古之秘。胡卣臣曰：习幼科者，能虚心领会，便可免乎殃咎，若骇为异说，则造孽无极矣。

即痘疹，此传心。痘为先天之毒，伏于命门，因感外邪而发。初起时用桂枝汤等，从太阳以化其气，气化则毒不留，自无一切郁热诸证，何用服连翘、紫草、牛蒡、生地、犀角、石膏、芩、连诸药，以致寒中变证乎？及报点已齐后，冀其浆满，易于结痂而愈，当求之太阴，用理中汤等补中宫土气，以为成浆脱痂之本，亦不赖保元汤及鹿茸、人乳、糯米、桂圆之力也。若用毒药取浆，先损中宫土气，浆何由成？误人不少！此古今痘书所未言，唯张隐庵《侣山堂类辨》微露其机于言外，殆重其道而不敢轻泄欤？疹证视痘证稍轻，亦须知此法。高士宗《医学真传》有桂枝汤加金银花、紫草法。

谁同志，度金针[③]。

【提要】本段论述治疗小儿三阳证、三阴证的关键。

【注释】

①阴阳证：指六经辨证中的三阴证和三阳证。

②二太擒：指三阳证应抓住太阳这个重点，三阴证应抓住太阴这个重点，太阳、太阴是三阳三阴

证的始发点，如抓住这两个病证的治疗，就可制止病势向纵深蔓延发展，这是擒贼先擒王的手段。

③度金针：将正确精深的理论和法则很好地传续下去。

【白话解】凡小儿病，三阳证，应抓住太阳这个关键；三阴证应将太阴作为重点。太阳、太阴分别为三阳、三阴之首，擒贼先擒王，治疗应从头抓起，不使病势向里发展传变。这一宝贵的治疗经验，是在长期的临床实践中获得的，它的理论是很精深的。即使是对于小儿科的痘疹病，也应按上述方法进行辨治。不知有哪些从事医道的同事，愿意虚心地研究这些学问，并把这些精深的理论、法则和治疗经验很好地传递下去呢？

附方

1. 桂枝汤　方见本书“二十二、伤寒、瘟疫”。

2. 桂枝加葛根汤　治痉病无汗。

药物：即桂枝汤加葛根四钱。

用法：水二杯，煎八分，温服。

3. 桂枝加瓜蒌根汤　治痉病有汗。

药物：即桂枝汤加瓜蒌根四钱。

用法：水二杯，煎八分，温服。

4. 大柴胡汤　治往来寒热、胸胁苦满、呕吐便秘。

药物：柴胡四钱，半夏二钱，黄芩、芍药、枳实各一钱，生姜二钱五分，大枣二枚（一本有大黄五分）。

用法：水三盅，煎八分，温服一盅，一日夜作三服。

5. 小柴胡汤　方见本书“五、疟疾”。

6. 理中汤　方见本书“五、疟疾”。

7. 通脉四逆汤　方见本书“二十二、伤寒、瘟疫”。

8. 白通汤　治下利手足厥逆、脉微、面色赤。

药物：干姜三钱，附子三钱（生用），葱白二根。

用法：水三杯，煎八分，温服。

9. 吴茱萸汤　方见本书“七、心腹痛、胸痹”。

10. 桂枝加芍药汤　方见本书“二十二、伤寒瘟疫”。

11. 猪苓汤　治渴欲饮水，小便不利，心烦不得眠。

药物：猪苓、茯苓、泽泻、滑石、阿胶各三钱。

用法：水一杯，先煮四味至一杯，去滓，入胶烊化服。

12. 黄连阿胶鸡子黄汤　方见本书“二十二、伤寒瘟疫”。

13. 乌梅丸　方见本书“七、心腹痛、胸痹”。

14. 白头翁汤

药物：白头翁一钱，黄连、黄柏、秦皮各一钱五分。

用法：水二杯，煎八分，温服。

附录一　敷药拔风害人说

《金匮》云：人得风气以生长。此一语最精，风即气也。人在风中而不见风，犹鱼在水中而不见水，鼻息出入，顷刻离风即死。但风静即为养人之和风，风动即为杀人之邪风。若大人之中风，小儿之惊风、卒倒、搐掣、角弓反张、目上视、口流涎，皆风动之象，即气之乖也。医者宜化邪风为和风，即所以除邪气而匡正气。闽中市医，遇小儿诸病及惊痫危症，以蓖麻子、巴豆、南星、莱菔子、全蝎、大黄、急性子、皂角为末，加樗皮、冰片、麝香，以麻油或白蜜，或姜、葱汁调，敷于囟门以及胸中、脐中、足心，为拔风法。秘其方以射利，十敷十死。既死而仍不归怨之者，以为外敷之法，不妨姑试，俟未效而即去之，似不为害。而不知一敷之后，元气为其拔散，即揭去其药，而既散之气，永不能使之复聚矣。况囟门为元阳之会，胸中为宗气之宅，脐中为性命之根，足心为肾脉之本，皆不可轻动。昔人以附子、海狗肾补药敷于脐中而蒸之，名医犹且戒其勿用，况大伤人之物乎？凡以保赤为心者，宜共攻此法。而又有惑于急惊、慢惊、食积之说，预用羌活、独活、防风、秦艽、前胡、赤芍、钩藤钩、荆芥、天麻、厚朴、神曲、山楂、苍术、胆星、葶苈子、萝卜子、贝母、牛黄、朱砂、天竺黄、枳壳、杏仁、石菖蒲、甘草，或合为一方，或分为二三方者，亦五十步笑百步耳。

附录二 历代量衡与秤的对照表

时代	古代重量	折合市制	古代容量	折合市制
秦代	一两	0.5165 市两	一升	0.34 市升
西汉	一两	0.5165 市两	一升	0.34 市升
新莽	一两	0.4455 市两	一升	0.20 市升
东汉	一两	0.4455 市两	一升	0.20 市升
魏晋	一两	0.4455 市两	一升	0.21 市升
北周	一两	0.5011 市两	一升	0.21 市升
隋唐	一两	1.0075 市两	一升	0.58 市升
宋代	一两	1.1936 市两	一升	0.66 市升
明代	一两	1.1936 市两	一升	1.07 市升
清代	一两（库平）	1.1940 市两	一升（营造）	1.0355 市升

上表古今量衡 = 的比较，仅系近似值。